DIABETES MELLITUS

Una Guía Práctica

Sue K. Milchovich, RN, BSN, CDE

Barbara Dunn-Long, RD

D1165186

El uso de nombres de marcas es para identificar un producto y no significa que las autoras recomiendan o promocionan estos productos.

El concepto de utilizar IDEAS (IDEAS—Una Manera de Entender Su Azúcar en la Sangre, página 25) para representar insulina, dieta, emociones, actividades y sentirse enfermo se acredita a Sally Myres, R.N., M.S. del artículo, "Diabetes Management by the Patient and the Nurse Practitioner", *Nursing Clinics of North America*, Vol. 12, No. 3, septiembre 1977.

Publicador: James Bull
Composición y Diseño de Interior: Publication Services, Inc.
Diseño de Portada: Lightbourne Images
Ilustraciones: Publication Services, Inc., basado en caricaturas por Terry Syndergaard y Kevin Opstedal
Impresor: Malloy Lithographing, Inc.

Library of Congress Cataloging-in-Publication Data

Milchovich, Sue K.
    [Diabetes mellitus. Spanish]
    Diabetes mellitus : una guía práctica / Sue K. Milchovich, Barbara Dunn-Long. — 9th ed.
        p. cm.
    Includes bibliographical references and index.
    ISBN-13: 978-1-933503-14-1
    ISBN-10: 1-933503-14-9
    1. Diabetes—Popular works. 2. Diabetes—Handbooks, manuals, etc. I.
    Dunn-Long, Barbara. II. Title.
    RC660.5.M5418 2008
    616.4'62—dc22

                                              2008002313

Derechos del autor © 2008 S.K. Milchovich y B. Dunn-Long
Bull Publishing Company
P.O. Box 1377
Boulder, Colorado 80306
(800) 676-2855
www.bullpub.com

ISBN 978-1-933503-14-1

Contenido

Reconocimientos

Nosotras especialmente deseamos reconocer y expresar nuestro agradecimiento a Herbert I. Rettinger, M.D., editor de las ediciones pasadas de este libro; a Saundra J. Emerson, R.N., por su contribución a la escritura original de este libro y a Andrea D. Manes, Charlotte L. Penington, Beverly Worcester, R.N., Beatrice Edquist, R.N. y Susan Magrann, M.S., R.D., por sus valiosas contribuciones.

S.K.M. y B.D.L.

Algunas veces es muy difícil el poner pensamientos en palabras, pero en este momento yo deseo expresar mis más profundas y sinceras gracias a mi esposo, Dan y a mi amiga Sue Bermond-Perry. Si no hubiese sido por su constante estímulo y entendimiento y la revisión crítica del manuscrito, yo me hubiese rendido hace tiempo en este proyecto. Yo les quiero agradecer desde el fondo de mi corazón.

—Sue

Prefacio

Diabetes. ¿Usted recuerda su reacción inmediata a esta palabra cuando alguien se la dijo por primera vez? Lo más probable es que usted estaba en shock o deprimido. Tal vez usted negó que cierta cosa pudiera sucederle a usted. "¿Por qué a mí?" fue probablemente algo que usted continuaba repitiendo hasta que la realidad comenzó a hundirlo. Desde ese momento en adelante puede que usted haya realizado incontables, algunas veces drásticos cambios en su estilo de vida. El tener diabetes no es fácil. Tampoco es acostumbrarse a ella si la falta de conocimiento y miedo son sus únicas herramientas.

DIABETES MELLITUS: Una Guía Práctica debe ser leído. Éste explica la diabetes en un lenguaje sencillo y con diagramas. Con un conocimiento propio de la diabetes se hace más fácil el vivir con ella y controlarla. El conocimiento y guías presentadas en este libro son esenciales para todos aquellos que quieren ayudarse a ellos mismos o alguien que ellos conocen y quieren.

S.K.M. y B.D.L.

Acerca de las Autoras

Suellyn K. Milchovich, R.N., B.S.N., C.D.E. es una Educadora y Enfermera de Diabetes Certificada para HealthCare Partners Medical Group, un miembro de la Asociación Americana de la Diabetes y miembro de la Asociación Americana de Educadores de Diabetes.

Barbara Dunn-Long, R.D., está en la práctica privada y es miembro de la Asociación Americana de la Diabetes y miembro de la Asociación Americana de Dietistas.

Destrezas de Supervivencia

Ciertos pasajes en este libro son particularmente importantes. Éstos están marcados como éste y es lo que nosotras llamamos destrezas de supervivencia—la información que las personas con diabetes deben saber. Éstas estarán en cajas sombreadas, como este aviso.

Vea la página 196 para centros de recursos donde usted puede comprar los libros mencionados a través de este libro.

EL CÍRCULO DEL BUEN CONTROL DE LA DIABETES

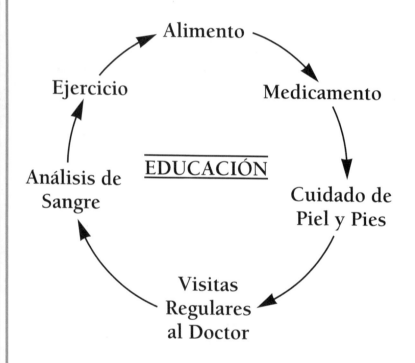

CAPÍTULO I

Diabetes Mellitus

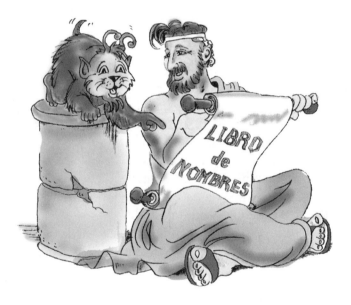

El hombre tiene conocimiento de la diabetes mellitus desde los años 2000–3000 A.C. Los griegos y los romanos le dieron a la diabetes su nombre:

DIABETES = SIFÓN (orinar frecuentemente)

MELLITUS = MIEL (azúcar en la orina)

En el presente, la diabetes afecta alrededor de 21 millones de americanos. A medida que hay más y más personas con sobrepeso y a medida que vivimos por más tiempo, continuaremos observando un aumento en el número de personas con diabetes. Se estima que por cada persona que se *conoce* que tiene diabetes, hay un diabético DESCONOCIDO.

HERENCIA

La diabetes no es una enfermedad contagiosa. Usted no puede contraerla de alguien, ni puede transmitirla a otros. La herencia juega un papel muy importante en su ocurrencia. Se cree que la susceptibilidad a la diabetes es pasada de generación en generación a través de los genes, pero no en un patrón específico. La herencia juega un papel más importante en la diabetes Tipo 2 (no-insulina-dependiente) que en la diabetes Tipo 1 (insulina-dependiente) (vea las páginas 4–5), pero la naturaleza de estos factores genéticos y cómo éstos 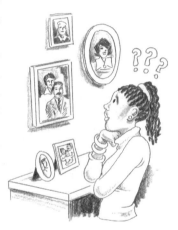 son heredados aún no es comprendida. Usted puede que conozca o no de otros familiares que padecen de diabetes.

VIRUS Y EL SISTEMA INMUNE

El entendimiento de la forma en que el sistema inmune del cuerpo humano funciona podría contestar muchas preguntas acerca de la causa de la diabetes Tipo 1 (insulina-dependiente). Normalmente, el sistema inmune funciona para proteger el cuerpo de bacterias y virus dañinos, pero por razones no completamente entendidas, en algunas personas este sistema de protección falla. Entonces comienza a destruir las células del páncreas que producen la insulina, de manera que el cuerpo no puede producir su propia insulina.

También hay un factor de temporada en la diabetes Tipo 1—un número mayor de personas son diagnosticadas con este tipo de diabetes durante la temporada de la influenza y de virus.

NUTRICIÓN Y OBESIDAD

Existe una conexión directa entre tener sobrepeso y tener diabetes Tipo 2 (no-insulina-dependiente). El páncreas de una persona con diabetes Tipo 2 produce insulina, pero el exceso de peso previene que sea utilizada por las células o tejidos del cuerpo. A esto le llamamos RESISTENCIA A LA INSULINA. Muchas veces una persona también padece de alta presión sanguínea y colesterol alto, creando lo que se llama "Síndrome de Resistencia a la Insulina". El perder peso y el hacer ejercicio puede hacer que las células y tejidos del cuerpo puedan utilizar nuevamente la insulina producida por el páncreas. Entonces, el azúcar en la sangre, la presión sanguínea y el colesterol todos regresarán a niveles saludables.

Actualmente hay un aumento acelerado en el número de personas en los Estados Unidos con diabetes Tipo 2. Este tipo de diabetes ocurre con más frecuencia en personas que

- Tienen familiares con diabetes
- Tienen sobrepeso
- Tienen la presión sanguínea alta
- Tienen niveles altos de colesterol, especialmente los triglicéridos altos y el nivel de HDL bajo (vea la página 187)
- Son hispanoamericanos
- Son afroamericanos
- Son nativo-americanos
- Son asiático-americanos/de las Islas del Pacífico
- Han tenido diabetes durante el embarazo (diabetes del embarazo)
- Han tenido bebés grandes (más de nueve libras)

Éstos son conocidos como los *factores de riesgo* para la diabetes. ¿Cuántos usted tiene? ¿Cuántos tienen sus familiares?

TIPOS DE DIABETES

Diabetes Tipo 1 (Insulina-Dependiente)

- Antiguamente llamada diabetes juvenil
- Usualmente ocurre antes de los 20 años, pero puede ocurrir a cualquier edad
- Afecta un 10% del total de la población con diabetes
- No hay producción de insulina en el páncreas
- Tiene cierta conexión hereditaria
- Afecta hombres y mujeres por igual
- Rápida pérdida de peso
- Muchos síntomas, más cetonas
- Temporal: diagnosticada más frecuentemente durante la temporada de influenza
- Tratamiento:

  Insulina: aprendiendo a ajustar la insulina por cambios en comer, ejercicio, enfermedad o embarazo

  Plan personal de comidas y bocadillos para permitir lo "usual" o comidas étnicas

  Buena nutrición para ayudar al crecimiento o embarazo (y lactancia)

  Ejercicio

  Educación

Diabetes Tipo 2 (No-Insulina-Dependiente)

- Antiguamente llamada diabetes del adulto
- Usualmente ocurre en los adultos, pero está ocurriendo en los niños
- Afecta un 90% del total de la población con diabetes
- Insulina es generada en el páncreas, pero no es suficiente o el cuerpo no la puede usar correctamente
- Tiene una fuerte conexión hereditaria y con estar con sobrepeso
- Se desarrolla lentamente
- La mayoría tienen sobrepeso, pocos están en su peso normal
- No tiene conexión con temporadas
- Tratamiento: Pérdida de peso (si tiene sobrepeso)

>   Mantener su peso (si su peso es bueno)
>   Plan personal de comidas y bocadillos para:
>   Incluir lo "usual" o comidas étnicas
>   Cambios en el trabajo, la escuela, y las actividades
>   Trabajar para alcanzar el nivel ideal de azúcar en la sangre
>   Trabajar para niveles normales de grasa en la sangre (colesterol y triglicéridos)
>   Trabajar para una presión sanguínea normal
>   Ejercicio
>   Medicamento oral y/o insulina si es necesario
>   Educación

Prediabetes

- También se conoce como Diabetes de Ayuno Alterada o Tolerancia Alterada de Glucosa
- Antiguamente llamada diabetes fronteriza o química
- Tienen los niveles de azúcar de la sangre en ayuno sobre 100 mg/dl pero debajo de 126 mg/dl
- En una prueba de tolerancia de glucosa tienen niveles de azúcar en la sangre de 2 horas entre 140 y 199 mg/dl
- Normalmente están sobrepeso
- Tienen los niveles de azúcar en la sangre levemente alto y resistencia a la insulina
- Tratamiento: Comer saludablemente para
    - perder peso
    - azúcar en la sangre normal
    - grasa en la sangre normal (colesterol y triglicéridos)
    - presión sanguínea normal
  - Ejercicio
  - Educación

Diabetes Gestacional

- Ocurre durante el embarazo, en el último trimestre
- Tiene resistencia a la insulina
- Se hacen análisis para detectarla a las 24 y 28 semanas de embarazo en muchas mujeres embarazadas
- Tratamiento: dieta y en algunas ocasiones insulina
- Buen control del azúcar en la sangre es absolutamente necesario para proteger al bebé
- Los niveles de azúcar usualmente vuelven a la normalidad una vez que el bebé nace
- Muchas mujeres desarrollan diabetes más tarde
- Es importante el mantener un peso normal

GLUCOSA E INSULINA

Para mantener el control del azúcar en la sangre, debe entender la definición de *glucosa* e *insulina.*

- Glucosa o azúcar → viene de alimentos que usted ingiere
  sube el nivel de azúcar en la sangre
- Insulina → es creada por el páncreas
  ayuda al hígado, a los músculos y a las células de grasa a utilizar la glucosa
  debe haber suficiente de ella y ésta debe funcionar correctamente

Vamos a Comenzar con la GLUCOSA

Todos los alimentos que comemos consisten de CARBO-HIDRATOS, PROTEÍNAS y GRASAS.

- CARBOHIDRATOS (vea las páginas 43–56) incluyen:
  Alimentos altos en azúcar—"dulces", miel, almíbar, azúcar, etc.
  Almidones—cereales, pan, papas, arroz, pasta, maíz, guisantes, frijoles, etc.
  Frutas
  Leche, yogur
- PROTEÍNAS (vea las páginas 58–63) incluyen:
  Carne—aves, carne de res, pescado, etc.
  Huevos
  Queso, requesón
  Mantequilla de cacahuate
  Tofu

■ GRASAS (vea las páginas 63–65) incluyen:

    Aceites

    Margarina y mantequilla

    Aderezo para ensalada

    Mayonesa

    Tocino

    Aguacate

    Nueces y semillas

El estómago y los intestinos transforman el 100% de todos los CARBOHIDRATOS que usted ingiere en glucosa. Esa glucosa entra a la sangre, causando que aumente su azúcar en la sangre. Esté consiente de la CANTIDAD TOTAL de alimentos con carbohidratos que ingiere en cualquier momento de una sola vez.

Si ingiere una cantidad grande de alimentos con carbohidratos. → El azúcar en la sangre puede subir muy alto.

Si ingiere poco o ningun alimento con carbohidratos. → El azúcar en la sangre puede bajar mucho.

El azúcar en la sangre se mantendrá más estable si mantiene la CANTIDAD TOTAL de carbohidratos ingeridos entre una comida y otra constantes y las balancea con algunas proteína, grasa y vegetales. No se enfoque en el contenido de azúcar en los alimentos—mire la cantidad TOTAL DE CARBOHIDRATOS (vea la etiqueta de nutrición en la página 83).

Los vegetales contienen carbohidratos, pero porque éstos tienen tan pocas calorías y pocos carbohidratos, no afectan el azúcar en la sangre a menos que sean consumidos en grandes cantidades.

La PROTEÍNA no afecta el azúcar en la sangre. El tipo de proteína y la cantidad de alimentos con proteína que usted elija depende de qué usted necesita hacer acerca de su peso (perder, ganar o mantener) y si su colesterol está alto o normal.

INCLUYA UNA PEQUEÑA CANTIDAD DE PROTEÍNA CON CADA COMIDA para ayudarle a controlar el aumento de azúcar en la sangre que ocurre después de comer y para ayudarle a estar de 4 a 5 horas entre comidas.

La GRASA no causa que el azúcar en la sangre aumente. El tipo y la cantidad de alimentos con grasa que usted ingiera va a depender de lo que usted necesite hacer con su peso (perder, ganar o mantenerlo) y de si su colesterol está alto o normal. Una comida que contiene mucha grasa (por ejemplo, pizza) mantendrá su azúcar en la sangre *alto por más tiempo*.

La "comida perfecta" está compuesta por pequeñas cantidades de alimentos de *todos los grupos*.

¡LA CANTIDAD ES LA CLAVE![1]

Insulina

La INSULINA es una hormona creada por el páncreas, el cuál esta localizado detrás y debajo del estómago.

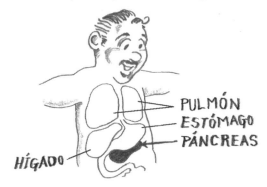

Cuando el azúcar en la sangre aumenta, insulina es liberada en la sangre. Tanto, la insulina como la glucosa, viajan por todo el cuerpo a través de la sangre.

---

[1]Éste es el primer pasaje de "Destrezas de Supervivencia". Éstos estarán sombreados como éste a través del libro.

En los MÚSCULOS, la glucosa es transformada en ENERGÍA.

El HÍGADO almacena la glucosa para usarla en el futuro (especialmente si el azúcar en la sangre baja demasiado).

Las células de GRASA toman y almacenan todo el exceso de glucosa como grasa.

Para que la glucosa entre a la célula y haga su trabajo, debe haber INSULINA presente para actuar como transportador. Imagínese que la glucosa viene a una puerta cerrada y la insulina es la llave que abre esa puerta.

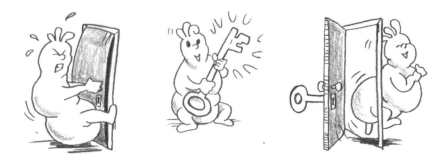

Cuando tienes diabetes, hay un problema con la insulina:

■ Diabetes Tipo 1 → No se produce insulina.

Las células en el páncreas que hacen la insulina han sido destruidas por el cuerpo, por lo tanto no se produce insulina.

■ Diabetes Tipo 2 → Muy poca insulina es producida

o

Se produce mucha insulina, pero no trabaja muy bien

Diabetes Tipo 2

En alguien que es delgado o en el peso normal, las células del páncreas no producen suficiente insulina.

En los que están sobrepeso, se produce mucha insulina al principio pero ésta disminuye con el tiempo. La insulina tampoco trabaja correctamente. La insulina no puede entrar en las células de grasa o de los músculos para hacer su trabajo. Esto se llama *resistencia a la insulina*.

Hay dos maneras de romper la resistencia a la insulina y conseguir que el cuerpo use la insulina:

- PERDIENDO PESO—10 a 20 libras es la cantidad "clave".
- EJERCICIO: Vea los ejercicios en las páginas 147–158.

Hoy en día, la causa exacta de la diabetes (Tipo 1 y Tipo 2) es desconocida y no tiene cura. Una vez usted tiene diabetes la tendrá por el resto de su vida.

Usted aprenderá a mantener su azúcar en la sangre tan cerca como sea posible al nivel normal balanceando los alimentos, peso, medicamentos y ejercicio. La mejor manera de hacer esto es trabajando con varias personas (una sola persona no puede enseñarle todo lo que necesita saber) conocidas como su "equipo de diabetes".

Usted debe ser el centro de su equipo. Los otros miembros pueden incluir algunas o todas estas personas:

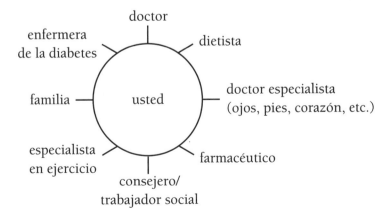

Con un buen plan y buenos hábitos, usted será capaz de sentirse mejor y tener el control de su diabetes, en vez de tener la diabetes controlándolo a usted.

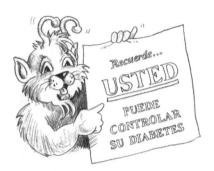

CAPÍTULO 2

Hiperglucemia

Un problema que usted puede tener es si sus alimentos, medicamentos y el balance de actividades son perturbados y hay demasiado azúcar en la sangre. Esto se llama **HIPERGLUCEMIA**.

HIPER = mucho

GLUC = azúcar } *HIPERGLUCEMIA*

EMIA = sangre

HIPERGLUCEMIA puede ocurrir

- Si olvida o reduce la insulina o medicamento oral
- Si come mucho, especialmente alimentos altos en carbohidratos y comidas altas en grasas
- Si tiene fiebre, resfriado, influenza, infección, cirugía u otra enfermedad o estrés emocional
- Por "mala" medicación—medicamentos que están pasados de fecha o ya no trabajan, o insulina que ha sido congelada o guardadas a altas temperaturas
- Por inactividad

Los síntomas clásicos de hiperglucemia son

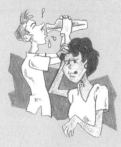

- Sed poco común
- Orinar frecuentemente
- Fatiga, cansancio extremo
- Infecciones persistentes

La hiperglucemia puede ocurrir lentamente, y su nivel de azúcar puede subir a niveles bastante altos (alrededor de 300 mg/dl) antes de que pueda sentir estos síntomas. Siga con atención el azúcar en su sangre a través de análisis de sangre y orina.

Para aquellos que tienen diabetes Tipo 1, a medida que su azúcar en la sangre aumenta usted puede que forme cetonas, las cuales aparecerán en su sangre y orina (explicaciones de cetonas, acidosis y coma diabética se hallan en las páginas 115–117).

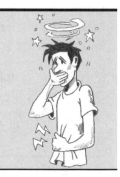

Cuando se forman las cetonas puede que sienta síntomas como

- Pérdida de peso
- Nauseas y vómitos
- Retortijones
- Respiración rápida y profunda
- Aliento a "con sabor a frutas"

Otros nombres que puede haber escuchado para hiperglucemia o azúcar en la sangre alto son CETO-ACIDOSIS DIABÉTICA y COMA DIABÉTICA.

CAPÍTULO 3

Hipoglucemia

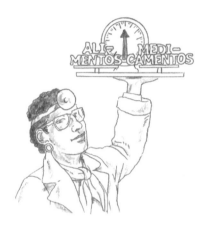

Los alimentos, medicamentos y ejercicios deben estar balanceados para mantener la cantidad de azúcar en la sangre tan cerca de lo normal como sea posible. Si el balance no se mantiene, usted podría tener demasiada o muy poca azúcar en la sangre, lo cual puede llevar a problemas serios.

HIPOGLUCEMIA, REACCIÓN A LA INSULINA y SHOCK DE INSULINA son todos nombres para poca azúcar en el torrente sanguíneo. Esto ocurre cuando el azúcar en la sangre baja por debajo de los 70 mg/dl o baja rápidamente de un nivel más alto a un nivel más bajo. (Cómo medir el azúcar en la sangre se explica en las páginas 107–114.)

HIPO = muy poco
GLUC = azúcar   } *HIPOGLUCEMIA*
EMIA = sangre

HIPOGLUCEMIA puede ocurrir

- Si usa demasiada insulina o si los niveles de insulina en el cuerpo son muy altos
- Si come muy poco o brinca o retrasa sus comidas y bocadillos
- Por ejercicio extremo o ejercicio sin planificación o el horario de ejercicio

La hipoglucemia puede ocurrir durante la noche mientras se duerme, especialmente si utiliza insulina. Usted puede dormir con ella y no estar al tanto.

Indicios de hipoglucemia en la noche son

- La ropa de cama mojada por el sudor
- Dolor de cabeza al despertar
- Pesadillas y no descansa bien
- Fatiga extrema al despertar
- Niveles de azúcar altos en la mañana (en ayuno)

La hipoglucemia puede ocurrir en personas que usan insulina o medicamentos orales. Aquellos que controlan su diabetes con dieta solamente, usualmente no desarrollan hipoglucemia.

Cuando usted tiene reacción a la insulina o se vuelve hipoglucemico, los síntomas empezarán DE REPENTE. Algunos de los primeros síntomas son

- Sudores fríos, sensación de humedad
- Sacudidas, mareos o debilidad
- Irritabilidad, mal humor, impaciencia
- Corazón latiendo fuerte y rápido

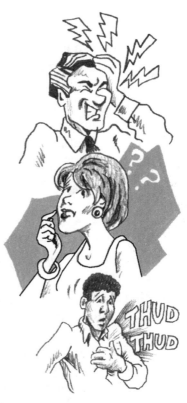

- Nerviosismo

- Hambre

Cuando los sentidos del cerebro sienten que su azúcar en la sangre está muy bajo usted puede sentir

- Dolor de cabeza

- Adormecimiento u hormigueo en la yema de los dedos o labios

- Visión borrosa o doble

- Pensamiento confuso

- Mala pronunciación al hablar

- Cambio de personalidad

- Convulsiones

- Pérdida de conocimiento

Si usted es hipoglucemico, usualmente tendrá 2, 3 ó 4 de estos síntomas. Uno sólo a la vez probablemente no significa azúcar bajo en la sangre. Si es posible, analice su azúcar en la sangre inmediatamente, tan pronto sienta cualquiera de estos síntomas, y vea si su azúcar está bajo. No importa cuán severo o numerosos sean los síntomas, y no espere a ver si los síntomas desaparecen.

TOME ACCIÓN A LAS ADVERTENCIAS TEMPRANAS

Llame a su doctor cuando tenga reacciones severas de hipoglucemia repetidamente.

Cuando tenga el azúcar en la sangre bajo, haga lo siguiente:

1. Examine su azúcar en la sangre, inmediatamente.

2. Tome alguna clase de "Alimento de Azúcar Rápido" inmediatamente. Usted necesita de 10 a 15 gramos de glucosa o carbohidratos para poner azúcar rápidamente en su torrente sanguíneo.

3. Limite las actividades a una sola. Siéntese o acuéstese.

4. Si es posible, dígaselo a alguien.

5. Una vez que haya comido un Alimento de Azúcar Rápido, los síntomas deben empezar a perder intensidad (en los próximos 10 ó 15 minutos). Si no comienza a sentirse mejor repita el Alimento de Azúcar Rápido.

6. Una vez que se sienta normal nuevamente, es sabio seguir con un bocadillo, especialmente si pasará más de $^1/_2$ hora antes de su próxima comida. Si es cerca de la hora de comida, $^1/_2$ hora más o menos, simplemente coma su comida regular.

Ejemplos de Bocadillos[*]

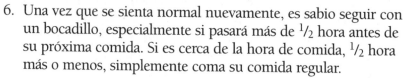

1 carne o proteína	(vea las páginas 57–63)	1 onza de carne		2 cdas. mantequilla de cacahuate
	+	= +	Ó	+
1 almidón	(vea las páginas 43–47)	1 rebanada de pan		5–6 galletas de soda

[*]Si no tiene que perder peso usted puede aumentar la cantidad sugerida.

Algunos ejemplos de Comidas Rápidas de Azúcar que tienen de 10–15 gramos de glucosa o carbohidratos son

5–7 Salvavidas (Lifesavers)

4–6 onzas de jugo de naranja o manzana

2 onzas de jugo de uva

4–6 onzas de soda regular (*no de dieta*)

6 caramelos de gelatina azucarada

10 pastillas de goma

2 trozos (o cucharaditas) de azúcar

2 cucharaditas de miel o jarabe de alce

8 onzas de leche libre de grasa

Además hay algunas pastillas de glucosa y gel que usted puede utilizar:

Gel para decorar pasteles	disponible en el supermercado 1 tubo = 10 gramos de glucosa
Monojel	disponible en farmacias 1 paquete = 10 gramos dextrosa 4 paquetes por caja
Pastillas de glucosa (de Becton-Dickinson)	disponible en farmacias 1 pastilla = 5 gramos de dextrosa 6 pastillas por paquete
Insta Glucose	disponible en farmacias 1 tubo = 30 gramos de glucosa

Glutose	disponible en farmacias 1 tubo = 15 gramos de glucosa 1 tubo para múltiples dosis = 45 gramos de glucosa
Glucosa en pastillas DEX 4	disponible en farmacias 1 pastilla = 4 gramos de glucosa 10 pastillas por tubo
GlucoBurst	disponible en farmacias 1 bolsa = 15 gramos de glucosa 3 bolsas por caja

---

¡SIEMPRE lleve COMIDAS RÁPIDAS DE AZÚCAR consigo!

¿QUÉ CARGARÁ PARA SU COMIDA RÁPIDA DE AZÚCAR?

_____

¿DÓNDE LO CARGARÁ?

_____

¿QUÉ CARGARÁ PARA BOCADILLO?

_____

INYECCIÓN DE GLUCAGÓN

GLUCAGÓN es una hormona que es inyectada debajo de la piel o en un músculo, y ésta aumenta los niveles de azúcar rápidamente. Si usted es encontrado inconsciente por un miembro de su familia o un amigo, y usted no puede ingerir azúcar por la boca por el peligro de que se pueda ahogar, la persona que lo está cuidando puede ponerle una inyección de glucagón en el músculo o área donde usted se pondría la inyección de insulina (página 140). Después de haber recibido la inyección de glucagón usted debe responder en los próximos 5 a 15 minutos. Cuando usted responda es necesario que coma—pan y carne o leche—porque los efectos de glucagón duran sólo una hora más o menos. Si tiene diabetes Tipo 1, usted puede necesitar tener glucagón en su casa y llevarla cuando viaje. Verifique la fecha de expiración en la botella y reemplácela si es necesario. Si glucagón es utilizado para tratar una reacción hipoglucemica, usted debe informar a su doctor tan pronto como sea posible.

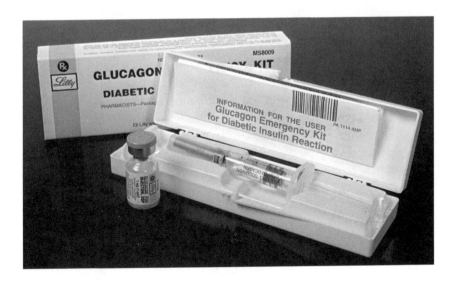

POR FAVOR LEA ESTA HISTORIA

Precisamente como cualquier otra mañana, Jake Summer se inyectó su dosis normal de insulina, comió lo que normalmente come en el desayuno y manejó hasta su trabajo. Jake Summer es un maestro de matemáticas de escuela superior. Debido a la reunión obligatoria de maestros, Jake no tuvo suficiente tiempo para comer su almuerzo y dejó como la mitad de él. En la tarde después de la escuela, algunos amigos de Jake decidieron ir a jugar nueve hoyos de golf y Jake se unió a ellos. Cerca del hoyo número cuatro, Jake se sintió muy irritado con el juego y sus compañeros de juego. Unos minutos más tarde él empezó a ponerse tembloroso y nervioso y empezó a sudar frío. Inmediatamente se acordó de su medio almuerzo, la dosis normal de insulina y el ejercicio adicional que estaba haciendo. "Reacción a la insulina", él pensó mientras buscaba en sus bolsillos los Salvavidas que normalmente llevaba. ¡No Salvavidas! Además, ninguno de sus amigos tenían Alimentos de Azúcar Rápido con ellos. Así que Jake envió uno de sus amigos a la tienda por Salvavidas mientras otro amigo se quedó con él. Por suerte, la tienda estaba muy cerca y tenían alimentos de azúcar rápido. Jake lo comió rápidamente y a los 10 minutos se sentía mucho mejor. En lugar de continuar jugando, él se excusó y se fue a su casa. Jake sabía que si seguía jugando él tendría otra reacción. Además, para prevenir otra reacción a la insulina, Jake comió un bocadillo de galletas y queso, porque no podría cenar por una hora más. Debido a la reacción, Jake Summer se recordó de cuatro aspectos de la diabetes muy importantes:

- Debe comerse la porción de alimentos completa en cada comida.
- Debe cargar consigo alguna forma de Alimento de Azúcar Rápido todo el tiempo.
- El ejercicio ayuda a que la insulina que está utilizando trabaje más efectivamente, permitiendo que la glucosa entre a las células.
- Si no puede comer comida en los próximos 30 minutos, debe comer un bocadillo que incluya una porción del grupo de pan y de carne.

P R U E B A

Hiperglucemia e Hipoglucemia

Aquí tiene una prueba en hiperglucemia e hipoglucemia. Vea si puede responder a las preguntas sin mirar sus notas. Podrá encontrar las respuestas en la página 201.

1. Escriba HIPE o HIPO o AMBAS en el espacio que sigue cada artículo.

   a. Somnolencia o apatía _____

   b. Ocurre repentinamente _____

   c. Dolor de cabeza _____

   ch. Sed _____

   d. Nauseas, vómitos _____

   e. Infección _____

   f. Respiración profunda, rápida _____

   g. Muy poca comida _____

   h. Olvido la insulina _____

   i. Fiebre, resfriado _____

   j. Impaciente, irritable _____

   k. Sobre ejercicio _____

   l. Visión borrosa _____

   ll. Corazón palpitando _____

2. Circule las letras que son síntomas de reacción a la insulina o azúcar bajo en la sangre.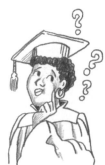

   a. Orinar más de lo usual

   b. Sacudidas, nerviosismo

   c. Irritabilidad

   ch. Retortijones

   d. Sudor frío y húmedo

   e. Visión borrosa

IDEAS
Entender Su Azúcar en la Sangre

Todo lo que usted hace y todo lo que le ocurre afecta el azúcar en su sangre. Recuerde que la palabra clave IDEAS le ayudará a entender por qué su azúcar en la sangre es muy alto, muy bajo o aceptable (dentro del rango de azúcar en la sangre que su doctor y usted han acordado que es el mejor).

I para *Insulina* y/o medicamentos orales

D para *Dieta* o alimentos

E para *Emociones*

A para *Actividades* o ejercicio

S para *Sentirse* enfermo

ALIMENTOS, MEDICAMENTOS y EJERCICIO pueden ser herramientas que se pueden usar para "balancear" o controlar el azúcar en la sangre. Imagínese un subibaja:

ALIMENTOS   MEDICAMENTOS   EJERCICIO
                        △

Usted quiere mantener estos tres balanceados para que el azúcar en la sangre se mantenga en un rango aceptable. Análisis caseros de glucosa en la sangre le dejarán saber si el azúcar en la sangre está en un rango aceptable o si está fuera de balance.

Cuando algo perturba sus alimentos, medicamentos o ejercicios o usted se enferma o sufre de estrés emocional, el subibaja se inclina y el azúcar en la sangre sube mucho o baja mucho.

La siguiente tabla le ayudará a entender que altera el subibaja, dejando el azúcar en la sangre sin balance. Las *IDEAS* están enumeradas abajo en el centro de la página. En la izquierda están esos eventos que aumentan el azúcar en la sangre; y en la derecha aquellos que la bajan. En más de un caso usted encontrará un evento que inclina su subibaja y afecta el balance de azúcar en la sangre.

Eventos que **Aumentan** *el Azúcar en la Sangre*	*Eventos que* **Bajan** *el Azúcar en la Sangre*
Insulina o Medicamento Oral	
Olvidar tomar su medicamento	Toma mucho medicamento
No tiene suficiente medicamento[*]	Bajo mucho medicamento[*]
Medicamento "malo" (fuera de fecha, insulina mantenida muy caliente o congelada)	Horario

[*]La cantidad de medicamento que su doctor le ha recetado es demasiado o muy poco para usted.

Eventos que Aumentan el *Azúcar en la Sangre*	*Eventos que* Bajan *el Azúcar en la Sangre*
Los medicamentos ya no están haciendo efecto	
Horario	

Dieta/Alimentos

Comer demasiado	Comer muy poco
Comer comidas con azúcar solas	Saltar comidas/bocadillos
Comidas altas en grasa	Retraso de comidas/ bocadillos
Comidas que no están bien balanceadas	Comidas que no están bien balanceadas
Comidas/bocadillos muy cerca uno del otro	Comidas/bocadillos muy separados uno del otro

Emociones

Emociones traumáticas, como la pérdida de un ser querido, accidentes, cirugías o enfermedades graves	Ningún

Actividades

Inactividad	Demasiado ejercicio o sin planificación
	Ejercicio justo después de la comida
	Ejercicio al mismo tiempo que la insulina es mayor

Eventos que Aumentan el Azúcar en la Sangre	Eventos que Bajan el Azúcar en la Sangre
Sentirse enfermo	
Resfriado, influenza, fiebre, dolor, infecciones, enfermedades graves, cirugía, algún trabajo dental	Ningún
IDEAS en balance →	el azúcar en la sangre está en su rango aceptable.
IDEAS fuera de balance →	el azúcar en la sangre está muy alto o muy bajo.

Mantenga esta lista a la mano para que pueda hacer referencia a ésta cuando esté tratando de entender sus niveles particulares de azúcar en la sangre y su patrón.

RANGOS IDEALES O ACEPTABLES PARA EL AZÚCAR EN LA SANGRE

Usted debe hablar con su doctor y decidir cuál es el RANGO IDEAL DE AZÚCAR EN LA SANGRE para usted. Puede usar lo siguiente como una guía:

En ayuno o antes de las comidas	70–130
2 horas después de comer o a la hora de dormir	Menos de 160
Hemoglobina 1c (vea las páginas 150–151)	Menos de 7%

CAPÍTULO 5

La Dieta

LA DIETA ES LA PIEDRA ANGULAR PARA EL CONTROL DEL AZÚCAR EN LA SANGRE.

El tener diabetes no significa que usted debe dejar todos los alimentos que le gustan, pero sí significa que debe prestar más atención a los tipos de alimentos que come y cuándo los come.

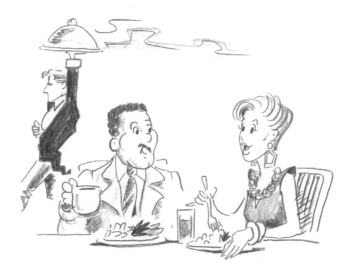

En la mayoría de los casos le darán un plan de comida para seguir y para ayudarlo a mantener el elquilibrio del azúcar en la sangre. El tipo de diabetes que usted tenga (Tipo 1 o Tipo 2) ayuda a determinar este plan de comida. No piense en su plan de comida como si fuese una dieta sino como ¡UNA GUÍA PARA COMER SALUDABLEMENTE!

La Guía Dietética para Americanos (escrita por los Departamentos de Agricultura y Salud y Servicios Humanos de los Estados Unidos) recomienda una buena nutrición básica para TODAS LAS PERSONAS con el propósito de mejorar la salud y prevenir enfermedades a largo plazo (tales como enfermedades cardíacas, alta presión sanguínea y algunos cánceres).

Cuando usted tiene diabetes, seguir estas guías es el primer paso importante para bajar su azúcar en la sangre y aprender a elegir OPCIONES DE ALIMENTOS SALUDABLES. La ventaja más grande es que toda su familia puede comer saludablemente junto con usted. **Al elegir opciones de alimentos saludables,** usted podrá:

- Mantener su peso normal
- Mantener normal su glucosa en la sangre
- Mantener niveles normales de grasa en la sangre

Cuando esté planeando sus comidas, va a ayudar a su diabetes si usted:

- Come la cantidad correcta de alimentos a los momentos correctos y no salta comidas. Mantiene la cantidad de alimentos con carbohidratos constantes de comida a comida.
- Come una variedad de alimentos y elije OPCIONES DE ALIMENTOS SALUDABLES. Incluya suficientes productos de granos, vegetales y frutas y una cantidad moderada de proteína.
- Sustituye los productos lácteos con mucha grasa por productos sin grasa.
- Come menos grasa, especialmente grasa saturada y colesterol (vea la página 95). Esto ayudará a mantener niveles bajos de grasa en la sangre.
- Evite los ácidos grasos trans (grasas trans).
- Utiliza menos azúcar. Limita las deleites especiales, dulces y postres dulces. Estos alimentos no tienen valor nutricional, tienen grasas añadidas y proveen calorías vacías y pocas vitaminas y minerales.

DIABETES TIPO 1

Si usted tiene diabetes Tipo 1, necesita trabajar con su dietista para crear un plan de comida que le permita hacer ajustes en su dieta durante el ejercicio, la enfermedad, el embarazo y en ocasiones especiales. Los adolescentes con diabetes Tipo 1 necesitan tener sus comidas planificadas para satisfacer sus necesidades especiales de crecimiento.

Usted también debe colaborar muy bien con su doctor y enfermera educadora de diabetes para aprender cómo trabaja su insulina. Una vez que entienda esto, puede aprender a hacer ajustes en su insulina para manejar los cambios en el azúcar en la sangre durante el ejercicio, los cambios en las comidas, las ocasiones especiales, la enfermedad, el embarazo y los períodos de crecimiento en los adolescentes.

El saber hacer estos ajustes en su insulina y alimentos le permite mantener un mejor control de su azúcar en la sangre. Recuerde:

- Mantenga su peso constante. Si eres un niño o adolescente, tu peso debe estar en un buen rango para tu edad.
- Una buena nutrición conduce a una buena salud.
- Siga con el plan personal para comidas y bocadillos, el cual corresponde con las horas y la acción de su insulina.

DIABETES TIPO 2 Y EL SOBREPESO

Si usted tiene diabetes Tipo 2 y tiene sobrepeso, es bien importante ¡adelgazar y mantener un peso adecuado! Usted no tiene que perder peso hasta llegar al peso ideal para su cuerpo, pero perder tanto como 10 a 20 libras bajará su azúcar en la sangre. Muchas personas que tienen diabetes también tienen alta presión sanguínea y altos niveles de grasa en la sangre (colesterol y triglicéridos). La pérdida de peso no sólo bajará su azúcar en la sangre sino también trabajará para bajar su presión sanguínea y los niveles de grasa en la sangre.

Para ayudarse a sí mismo a adelgazar y a comer saludablemente:

- Baje la cantidad total de grasa que come.
- Coma porciones más pequeñas.
- Coma bocadillos reducidos en grasa y sin azúcar (verifique las etiquetas).
- Aumente la fibra en su dieta.
- Sea más activo. Salga y disfrute de la vida—camine, nade, baile o haga cualquier cosa que usted disfrute.

Si tiene la presión sanguínea alta le van a pedir que coma alimentos bajos en sodio (sal).

EL HORARIO

El HORARIO de sus comidas y bocadillos es importante para equilibrar los alimentos que come y los medicamentos que está tomando. Trate de comer sus comidas y bocadillos casi a la misma hora todos los días. No salte comidas o guarde porciones de una comida para otra comida más tarde. Trate de comer casi la misma cantidad de comida cada día.

Ejemplo

Desayuno	7:00–9:00 A.M.
Almuerzo	11:30 A.M.–1:30 P.M.
Cena	5:00–7:00 P.M.
Bocadillo	9:30–10:30 P.M.

CANTIDADES DE ALIMENTOS/CALORÍAS

Las CANTIDADES de los diferentes alimentos que usted va a comer va a depender de su EDAD, PESO y ACTIVIDAD. Todos los adultos necesitan consumir el número correcto de calorías para mantener un peso normal y tener la diabetes bien controlada. Esto incluye las calorías adicionales durante el embarazo y cuando se está lactando. Los niños y adolescentes necesitan consumir la cantidad correcta de calorías para un crecimiento y desarrollo normal.

Su doctor o dietista determinará el número de calorías que usted necesitará cada día. El dietista usa esas CALORÍAS para hacerle a usted un plan de comida a su medida, el cual normalmente está dividido en tres comidas y en los bocadillos que usted necesite. Él le dirá el número de porciones que usted necesita para cada intercambio u opción de la lista para cada comida y bocadillo.

Medir los Alimentos

Al comienzo usted debe medir todos los alimentos para estar seguro de las cantidades. Utilice una taza de medir estándar de 8 onzas, una cucharadita de medir y una cucharada de medir. La mayoría de los alimentos son medidos después de cocidos. Luego, cuando esté más familiarizado con su plan de comida, usted será capaz de estimar los tamaños de sus porciones sin tener que medir. Aun así, no siempre podemos confiar en nuestros ojos y los tamaños de las porciones que usted está midiendo a ojo de buen cubero pueden aumentar o disminuir con el paso del tiempo. Para controlarse usted mismo, trate de medir su tamaño de porción cada seis meses.

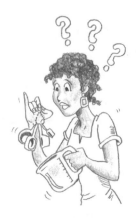

Equivalentes de Medidas Comunes

  3 cdtas. = 1 cda.

  4 cdas. = $^1/_4$ taza

  $5^1/_2$ cdas. = $^1/_3$ taza

  4 onzas = $^1/_2$ taza

  8 onzas = 1 taza

Las etiquetas de nutrición y los libros de cocina de dieta miden los ingredientes en gramos. Una manera simple de entender es que 28.4 gramos iguala 1 onza de alimento. Por ejemplo, si 100 gramos es lo que pide, esto iguala más o menos 4 onzas.

¿QUÉ ES UN PESO SALUDABLE?

Su doctor o dietista puede usar una herramienta útil llamada IMC (índice de masa corporal) para determinar si usted tiene un peso saludable. El tener demasiada grasa corporal puede provocar la resistencia a la insulina. Al perder peso y aumentar la cantidad de músculo que usted tenga a la vez que disminuye la cantidad de grasa corporal, se ayuda al cuerpo a usar mejor la insulina.

Índice de Masa Corporal

IMC	Normal							Sobrepeso				Obeso										Obesidad Extrema														
Altura (Pulgadas)	19	20	21	22	23	24	25	26	27	28	29	30	31	32	33	34	35	36	37	38	39	40	41	42	43	44	45	46	47	48	49	50	51	52	53	54
															Peso (libras)																					
58	91	96	100	105	110	115	119	124	129	134	138	143	148	153	158	162	167	172	177	181	186	191	196	201	205	210	215	220	224	229	234	239	244	248	253	258
59	94	99	104	109	114	119	124	128	133	138	143	148	153	158	163	168	173	178	183	188	193	198	203	208	212	217	222	227	232	237	242	247	252	257	262	267
60	97	102	107	112	118	123	128	133	138	143	148	153	158	163	168	174	179	184	189	194	199	204	209	215	220	225	230	235	240	245	250	255	261	266	271	276
61	100	106	111	116	122	127	132	137	143	148	153	158	164	169	174	180	185	190	195	201	206	211	217	222	227	232	238	243	248	254	259	264	269	275	280	285
62	104	109	115	120	126	131	136	142	147	153	158	164	169	175	180	186	191	196	202	207	213	218	224	229	235	240	246	251	256	262	267	273	278	284	289	295
63	107	113	118	124	130	135	141	146	152	158	163	169	175	180	186	191	197	203	208	214	220	225	231	237	242	248	254	259	265	270	278	282	287	293	299	304
64	110	116	122	128	134	140	145	151	157	163	169	174	180	186	192	197	204	209	215	221	227	232	238	244	250	256	262	267	273	279	285	291	296	302	308	314
65	114	120	126	132	138	144	150	156	162	168	174	180	186	192	198	204	210	216	222	228	234	240	246	252	258	264	270	276	282	288	294	300	306	312	318	324
66	118	124	130	136	142	148	155	161	167	173	179	186	192	198	204	210	216	223	229	235	241	247	253	260	266	272	278	284	291	297	303	309	315	322	328	334
67	121	127	134	140	146	153	159	166	172	178	185	191	198	204	211	217	223	230	236	242	249	255	261	268	274	280	287	293	299	306	312	319	325	331	338	344
68	125	131	138	144	151	158	164	171	177	184	190	197	203	210	216	223	230	236	243	249	256	262	269	276	282	289	295	302	308	315	322	328	335	341	348	354
69	128	135	142	149	155	162	169	176	182	189	196	203	209	216	223	230	236	243	250	257	263	270	277	284	291	297	304	311	318	324	331	338	345	351	358	365
70	132	139	146	153	160	167	174	181	188	195	202	209	216	222	229	236	243	250	257	264	271	278	285	292	299	306	313	320	327	334	341	348	355	362	369	376
71	136	143	150	157	165	172	179	186	193	200	208	215	222	229	236	243	250	257	265	272	279	286	293	301	308	315	322	329	338	343	351	358	365	372	379	386
72	140	147	154	162	169	177	184	191	199	206	213	221	228	235	242	250	258	265	272	279	287	294	302	309	316	324	331	338	346	353	361	368	375	383	390	397
73	144	151	159	166	174	182	189	197	204	212	219	227	235	242	250	257	265	272	280	288	295	302	310	318	325	333	340	348	355	363	371	378	386	393	401	408
74	148	155	163	171	179	186	194	202	210	218	225	233	241	249	256	264	272	280	287	295	303	311	319	326	334	342	350	358	365	373	381	389	396	404	412	420
75	152	160	168	176	184	192	200	208	216	224	232	240	248	256	264	272	279	287	295	303	311	319	327	335	343	351	359	367	375	383	391	399	407	415	423	431
76	156	164	172	180	189	197	205	213	221	230	238	246	254	263	271	279	287	295	304	312	320	328	336	344	353	361	369	377	385	394	402	410	418	426	435	443

Fuente: *Adaptado de Clinical Guidelines on the Identification, Evaluation, and Treatment of Overweight and Obesity in Adults: The Evidence Reports.*

Cómo Determinar su Índice de Masa Corporal (IMC)

El IMC mide su peso y lo compara con su altura.

Su IMC debe estar en el rango saludable de 19 a 25.

Si usted está en la parte alta de este rango o más de 25, su proveedor de cuidado de salud puede sugerirle perder suficiente peso para bajar su IMC uno o dos números. Un IMC de más de 26 se considera sobrepeso. Un IMC de 30 se considera obesidad. Las investigaciones demuestran que a medida que su nivel de IMC aumenta, los niveles de la presión sanguínea y colesterol aumentan y la lipoproteína de alta densidad (LDL) o niveles de colesterol bueno disminuyen.

Cómo se Calcula el IMC

1. Multiplique su peso en libras por 704.
   (Ejemplo: 704 × 123 libras = 86,592)
   Su respuesta: _____

2. Multiplique su altura en pulgadas por su altura en pulgadas.
   (Ejemplo: 60 pulgadas × 60 pulgadas = 3,600)
   Su respuesta: _____

3. Para obtener su IMC, divida su respuesta en el paso 1 por su respuesta en el paso 2.
   (Ejemplo: 86,592 ÷ 3,600 = 24)
   Su IMC: _____

PLANIFICAR LAS COMIDAS

Los tres grupos de alimentos en los cuales usted debe pensar son:

CARBOHIDRATOS
PROTEÍNAS
GRASAS

Explicaremos cada uno de éstos en detalles.

Carbohidratos

Los carbohidratos son la fuente principal de energía para su cuerpo, mantienen a su corazón latiendo y le proveen energía para subir escaleras. Ellos son una parte importante de un plan de alimentación saludable y afectan sus niveles de glucosa en la sangre más que ningún otro alimento. El almidón y el azúcar en los alimentos que usted come son carbohidratos. El almidón se encuentra en los panes, la pasta, los cereales, las papas, los guisantes, los frijoles y las lentejas. El azúcar está naturalmente presente en las frutas, la leche y en algunos vegetales. Los azúcares añadidos se encuentran en los postres, los dulces, las mermeladas y los almíbares. Estudios han encontrado que el número total de gramos de carbohidratos en una comida es más importante que si algunos de los carbohidratos provienen o no del azúcar. El azúcar y los alimentos que contienen azúcar deben ser intercambiados por otros carbohidratos y alimentos, y no solamente añadidos al plan de comida.

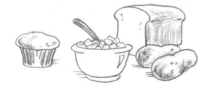 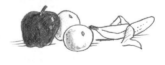

En 1995 las Asociaciones Americanas de Diabetes y Dietéticas cambiaron las opciones viejas de intercambio de pan/almidón, frutas, vegetales y leche en un grupo llamado Grupo de

Carbohidratos. La mayoría de los carbohidratos que comemos vienen de tres grupos de alimentos: almidón, fruta y leche. Cada uno de estos grupos contiene alrededor de 15 gramos de carbohidratos por porción. La leche tiene 12 gramos de carbohidratos por porción, pero puede redondear el valor a 15 para hacer la planificación de sus comidas más fácil. Usted puede intercambiar las opciones de almidón, fruta y leche en su plan de comida. Los vegetales están en el grupo de los carbohidratos pero solamente contienen alrededor de 5 gramos de carbohidratos por porción, así que tres porciones de vegetales contienen 15 gramos de carbohidratos. (No es necesario contar una o dos porciones de vegetales.)

Cada uno de los siguientes es un ejemplo de 1 carbohidrato:

1 almidón = 1 papa pequeña ó $^1/_2$ taza de frijoles

1 fruta = $^1/_2$ banana ó 1 manzana pequeña

1 leche = 1 taza de leche ó 1 taza de yogur

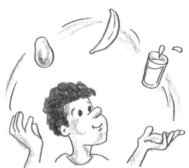

¿Cuántos carbohidratos debe comer y qué es contar carbohidratos?

Un plan de comida saludable normalmente incluye de 3 o 4 opciones de carbohidratos en cada comida y 1 o 2 opciones de carbohidratos para sus bocadillos.

El contar los carbohidratos es una manera de calcular cuántos carbohidratos comer en las comidas y bocadillos. La razón por la que se presta más atención a contar los gramos de carbohidratos es porque los carbohidratos tienden a tener el mayor efecto en su azúcar en la sangre. A medida que los carbohidratos se degradan en glucosa y son absorbidos, la cantidad de glucosa en su sangre aumenta. En el conteo de carbohidratos, una porción de cualquier grupo de carbohidratos (almidón, fruta y leche) es igual a 1 porción o 15 gramos. Esto significa que si su plan de comida requiere

2 almidones, 1 fruta y 1 leche en el almuerzo, usted tiene un total de 4 opciones de carbohidratos (60 gramos).

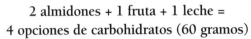

**2 almidones + 1 fruta + 1 leche =
4 opciones de carbohidratos (60 gramos)**

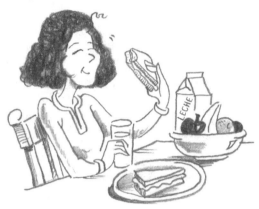

La tabla de abajo muestra la manera de contar el número de gramos de carbohidratos en una etiqueta de comida en su plan de comida.

Carbohidratos Totales (gramos en una porción)	*Cómo Contar*
0–5 gramos	no contar
6–10 gramos	1/2 opción de carbohidratos
11–20 gramos	1 opción de carbohidratos
21–25 gramos	1 1/2 opciones de carbohidratos
26–35 gramos	2 opciones de carbohidratos

Carbohidratos y la Glucosa en la Sangre

Cuanto más carbohidrato usted coma, más aumetará su glucosa en la sangre. Algunos alimentos contienen más carbohidratos que otros, aunque el tamaño de porción sea el mismo. Diferentes tipos de carbohidratos varían en el tiempo que le toma a su cuerpo degradarlos. Los alimentos cocidos se digieren más rápido que los crudos. Los alimentos mezclados con líquidos se digieren más rápido que los secos. Los alimentos combinados, carbohidratos mezclados con grasas, pueden tomar más tiempo en digerir y su glucosa en la sangre podría aumentar más lentamente.

Discuta con su dietista, educador de la diabetes o médico acerca de lo que funciona mejor para usted.

RECUERDE: Usted puede analizar su nivel de azúcar en la sangre dos horas después de una comida para ver cómo los carbohidratos han afectado a su azúcar en la sangre. Vea la página 28 para el rango ideal de azúcar en la sangre después de una comida.

Proteínas

Su cuerpo usa las proteínas para crecer y mantener los tejidos. Las proteínas se encuentran tanto en fuentes vegetales como animales, incluyendo la carne, las aves, el pescado, la leche y otros productos lácteos, los huevos, los frijoles, los guisantes y los frutos seco. Los almidones y los vegetales también tienen una pequeña cantidad de proteína. El cuerpo necesita insulina para utilizar la proteína que se come.

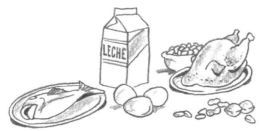

Grasas

La cantidad de calorías que usted debe obtener de la grasa depende de sus propias necesidades especiales—su nivel de colesterol y su peso. Las grasas son importantes porque éstas transportan las vitaminas y los ácidos grasos en el cuerpo. Para mantener saludables su corazón y a sus vasos sanguíneos, escoja grasas que son poliinsaturadas o monoinsaturadas y evite las grasas saturadas y las grasas trans. (Vea "Grasa Saturada y Colesterol", páginas 95–97).

Use Éstos:

Grasas Moninsaturadas:
Aguacates
Aceite de oliva
Aceite canola
Nueces: almendras, cacahuetes, anacardos, avellanas, mantequilla de cacahuete

Grasas Poliinsaturadas
Aceite de maíz
Aceite de soja
Aceite de girasol
Margarina blanda
Aceite de cártamo
Aceite de semilla de algodón

Evite Éstos:

Grasas Saturadas
Aceite de coco
Grasa de carnes
Tocineta
Mantequilla de cacao (Chocolate)
Queso crema
Manteca solidificada
Crema agria
Aceites de palma

Grasas Trans
Productos que contengan aceites hidrogenados
Productos horneados procesados (panecillos, galletas)
Bocadillos procesados
Manteca
Aceite de palma
Papas fritas de comidas rápidas
Margarina sólida en barra

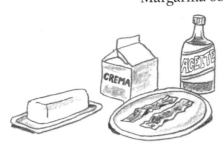

RECUERDE: Todas las grasas tienen muchas calorías. Limite los tamaños de porción cuando elija las **opciones de alimentos saludables.**

LISTAS DE INTERCAMBIO PARA LA PLANIFICACIÓN DE COMIDAS

Para facilitarle la planificación de comidas, los alimentos con carbohidratos, proteína y grasa se han clasificado en grupos llamados de SISTEMA DE INTERCAMBIO o DE OPCIONES. El intercambio u opción es una cantidad medida de un alimento seleccionado de un grupo de alimentos. La lista le provee una variedad amplia de alimentos para escoger. Una vez que se haya familiarizado con estas listas, la planificación de su comida se le hará más fácil.

Hay tres grupos principales en este sistema:

- Grupo de carbohidratos que incluye

    almidones

    frutas

    leche

    otros carbohidratos

    vegetales
- Grupo de carne y sustitutos de carne
- Grupo de grasas

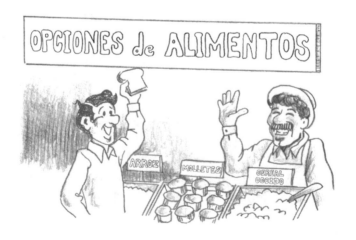

Carbohidratos

Opciones de almidones

En la siguiente lista, una opción de almidón contiene 15 gramos de carbohidratos, 3 gramos de proteína y 80 calorías. Los alimentos integrales contienen alrededor de 2 gramos de fibra por porción (aquellos que tienen 3 o más gramos de fibra por porción están marcados con un símbolo *).

En esta lista los panes y cereales integrales y enriquecidos, los productos de germen de trigo y de salvado y los frijoles y guisantes secos son buenas fuentes de hierro y entre las mejores fuentes de tiamina. Los productos integrales, de salvado y de germen de trigo tienen más fibra que los productos hechos con harinas refinadas. Los frijoles y guisantes secos también son buenas fuentes de fibra. El germen de trigo, el salvado, los frijoles secos, las papas, las habas de lima, la chirivía, la calabaza y la calabaza de invierno son buenas fuentes de potasio.

Los vegetales almidonados están incluidos en esta lista porque contienen la misma cantidad de carbohidratos y proteína que una rebanada de pan.

Una opción de almidón es igual a cualquiera de los siguientes. Si usted desea comer un alimento con almidón que no está en la lista, la regla general para una opción de almidón es:

$^1/_2$ taza de un cereal, grano, pastas o vegetal almidonado

1 onza de un alimento de pan, como 1 rebanada de pan

$^3/_4$ a 1 onza de la mayoría de los bocadillos (Algunos bocadillos pueden contener grasa añadida así que verifique la etiqueta.)

Pan

pan, blanco, trigo integral, centeno,
centeno integral, de pasas (sin azucarado). . . . 1 rebanada (1 oz.)

pan, bajo en calorías. . . . . 2 rebanadas (1$^1/_2$ oz.)

bagel (rosca de pan), pequeño (4 oz.) . . . . $^1/_4$ (1 oz.)

panecillo inglés, pequeño . . . . $^1/_2$ (1 oz.)

Pan (cont.)

rodillo de pan simple	1 (1 oz.)
pan de perro caliente	$^1/_2$ (1 oz.)
pan de hamburguesa	$^1/_2$ (1 oz.)
migas de pan secas	2 cdas.
tortilla, maíz o harina, 6"	1
tortilla, harina, 10" de diámetro	$^1/_3$
palitos de pan (8" de largo, $^1/_2$" de diámetro)	1 palito
crutones, sin grasa añadida	1 taza
pan pita, 6" de diámetro	$^1/_2$

Cereal

*cereales de salvado, hojuelas (All Bran, Bran Buds)	$^1/_2$ taza
otros cereales sin azúcar, listos para comer	$^3/_4$ taza
avena	$^1/_2$ taza
Grapenuts	$^1/_4$ taza
cereal soplado (sin azucarado)	$1^1/_2$ tazas
cereal (cocido)	$^1/_2$ taza
maíz a medio moler (cocido)	$^1/_2$ taza
trigo desmenuzado	$^1/_2$ taza
Kasha (trigo serraceno)	$^1/_2$ taza
Muesli	$^1/_4$ taza

Granos/Pastas

arroz, blanco o integral (cocido)	$^1/_3$ taza
pasta (cocida): espagueti, fideos, macarrones	$^1/_3$ taza
harina de maíz (seca)	2 cdas.
pan de maíz (2" × 2" × 1")	1 normal (2 oz.)
harina	$2^1/_2$ cdas.
*germen de trigo	3 cdas.

---

*3 gramos o más de fibra por porción

maicena . . . . .2 cdas.

bulgur (cocido) . . . .$^1/_2$ taza

cuscús . . . .$^1/_2$ taza

Galletas/Bocadillos

galleta de animalitos 8

galletas graham, cuadrado de $2^1/_2$ " 3

tostada melba, rectángulo . . . . .4 rebanadas

pan sin levadura (matzo) . . . .$^3/_4$ oz.

galletas oyster 24

palomitas de maíz (hecha, sin grasa
añadida) . . . . .3 tazas

palitos de pretzel, $3^1/_3$" largo, $^1/_8$" diámetro . . . .25 ($^3/_4$ oz.)

Rye Crisp, 2" × $3^1/_2$" .4

galleta salada 6

galleta de soda, cuadrada $2^1/_2$" 4

Galletas/Bocadillos de Poca Grasa—Trate de consumir galletas que contienen menos de 3 gramos de grasa por porción. ¡Recuerde verificar las etiquetas!

galletas de queso bajas en grasa,
3 gramos de grasa . . . . .12 pequeñas

galletas bajas en grasa (50%),
1.5 gramos de grasa .15 pequeñas

galletas de trigo entero horneadas, ...5 galletitas finas

de grasa reducida, 1.5 gramos de grasa

panes crujientes de trigo entero
(como Kavli, Wasa), sin grasa añadida . . . . . . .2–4 rebanadas ($^3/_4$ oz.)

nachos, sin aceite añadido, horneados,
0 gramos de grasa 7

pretzels, sin grasa, 0 gramos de grasa 12

pan horneado dos veces (zweibach) . . . . .3 ($^3/_4$ oz.)

tortas de arroz, 4" de diámetro 2

---

*3 gramos o más de fibra por porción

Frijoles Secos, Guisantes y Lentejas

frijoles y guisantes (cocidos) como
judías, arvejas, frijoles blancos y pintos,
guisantes ojinegros y garbanzos . . . .$^1/_2$ taza

habas . . . .$^2/_3$ taza

*lentejas (cocidas) . . . .$^1/_2$ taza

miso . . . . .3 cdas.

Vegetales Almidonados

frijoles horneados (sin cerdo, enlatados) . . . . .$^1/_3$ taza

*maíz . . . .$^1/_2$ taza

*maíz en la mazorca, grande . . . .$^1/_2$ mazorca (5 oz.)

guisantes, verdes . . . .$^1/_2$ taza

chirivía . . . .$^2/_3$ taza

*guisantes, verdes (enlatados o congelados) . . . .$^1/_2$ taza

papas (blancas), hervidas . . . .$^1/_2$ taza o
$^1/_2$ mediana (3 oz.)

papas (majadas) . . . .$^1/_2$ taza

papas, horneadas (con piel) . . . .$^1/_4$ grande (3 oz.)

jícama (cocida) . . . .$^3/_4$ taza

*habas blancas y maíz, cocido (succotash) . . .$^1/_3$ taza

batata, ñame, simple . . . .$^1/_2$ taza

calabaza de invierno (bellota, sidra,
calabaza) . . . .$^1/_2$ taza

*plátano . . . .$^1/_2$ taza

Alimentos con Almidón Preparados con Grasa—Cuente lo siguiente como 1 opción de almidón/pan + 1 opción de grasa:

crutones . . . . .1 taza

panecillo, $2^1/_2$" de diámetro 1

mollete (popover) . . . . .1 normal

frijoles refritos . . . .$^1/_2$ taza

---

*3 gramos o más de fibra por porción

torta para taco, 5" de diámetro 2

fideos chow mein . . . .$^1/_2$ taza

galletas, redondas de mantequilla 6

papas fritas, 2" a 3$^1/_2$" de largo . . . . .10 (1$^1/_2$ oz.)

arroz frito . . . .$^1/_3$

mollete, simple, pequeño 1

panqueque, 4" de diámetro 2

relleno, de pan (preparado) . . . .$^1/_3$ taza

wafle 4" cuadrado 1

galletas de trigo entero,
con grasa añadida (como Triscuits) 4–6 (1oz.)

paté de garbanzos (hummus) . . . .$^1/_3$ taza

galletas de emparedados, con relleno
de queso o mantequilla de cacahuete 3

chips de bocadillo (papas, tortilla) . . . . .9–13 ($^3/_4$ oz.)

Opciones de frutas

Una opción de fruta contiene 15 gramos de carbohidratos y 60 calorías (pesos incluyen piel, hueso, semillas y cáscara).

Las frutas son una fuente valiosa de vitaminas, minerales y fibra. Las frutas frescas, congeladas o secas tienen alrededor de 2 gramos de fibra por porción. Las frutas que tienen 3 o más gramos de fibra por porción están marcadas con el símbolo * en la lista. Los jugos de frutas contienen muy poca fibra.

La vitamina C es abundante en los jugos y frutas cítricas y se encuentra en las frambuesas, las fresas, los mangos, el melón cantalupo, el melón dulce y las papayas. La mejor fuente de vitamina A entre estas frutas son los albaricoques frescos o secos, los mangos, el melón cantalupo, los nectarinas, los duraznos amarillos y el caquis. Muchas frutas son fuentes valiosas de potasio—los albaricoques, las bananas, varios tipos de bayas, la toronja, el jugo de toronja, los mangos, el melón cantalupo, el melón dulce, los nectarinas, las naranjas, el jugo de naranjas y los duraznos.

Las frutas de la lista pueden ser frescas, secas, enlatadas, congeladas, cocidas o crudas, siempre y cuando no tengan azúcar añadida. Frutas completas son más saciantes que jugos de frutas por lo cual son una mejor opción para aquellos que están tratando de perder peso. Es mejor tomar el jugo junto con una comida.

Una opción es igual a:

$^1/_2$ taza de fruta fresca o jugo de frutas

$^1/_4$ taza de fruta seca

1 fruta fresca pequeña o mediana

Fruta

manzana, fresca	1 pequeña ó $^1/_2$ mediana (4 oz.)
manzanas, secas	4 anillos
manzana en rebanadas, sazonadas	$^1/_2$ taza
compota de manzana	$^1/_2$ taza
albaricoques, frescos	4 enteros ($5^1/_2$ oz.)
albaricoques, enlatados	$^1/_2$ taza
*albaricoques, secos	8 mitades
banana, pequeña	1 (4oz.)

Bayas:

*zarzamora, cruda	$^3/_4$ taza
zarzamora, cocida o enlatada	$^3/_4$ taza
*arándanos azules	$^3/_4$ taza
bayas de Boysen (boysenberries)	$^3/_4$ taza
frambuesas americanas	$^3/_4$ taza
frambuesas, crudas, cocidas o enlatadas	1 taza
*fresas, crudas, enteras	$1^1/_4$ taza
fresas, cocidas o enlatadas	$1^1/_4$ taza
melón cantalupo, pequeño	1 taza en cubos (11 oz.)
melón chino o de indias	$^1/_{10}$
cerezas, dulces, frescas	12 (3 oz.)

---

*3 gramos o más de fibra por porción

cerezas, dulces, enlatadas . . . .$^1/_2$ taza

secciones cítricas . . . .$^3/_4$ taza

dátiles 3

*higos, frescos o secos . . . .$1^1/_2$ grande

cóctel de fruta . . . .$^1/_2$ taza

toronja, enlatada, en secciones . . . .$^3/_4$ taza

toronja, fresca . . . .$^1/_2$ pequeña (11 oz.)

uvas, frescas, pequeñas . . . . .17 (3 oz.)

guayaba . . . . .1 pequeña

melón dulce, en cubos . . . . .1 taza

kiwi . . . . .1 ($3^1/_2$ oz.)

naranja china . . . . .3–4 medianas

naranja mandarina, enlatada . . . .$^3/_4$ taza

mango . . . .$^1/_2$ pequeño ($5^1/_2$ oz.)

mezcla de frutas frescas . . . .$^1/_2$ taza

*nectarina, pequeña . . . . .1 (5 oz.)

naranja, enlatada, en secciones . . . .$^1/_2$ taza

naranja, fresca . . . . .1 pequeña ($6^1/_2$ oz.)

papaya, picada . . . . .1 taza

melocotones, enlatados . . . .$^1/_2$ taza

melocotón, fresco . . . . .1 mediano (4 oz.)

peras, enlatadas . . . .$^1/_2$ taza

pera, fresca, grande . . . .$^1/_2$ (4 oz.)

caquis . . . . .2 medianos

piña, enlatada . . . .$^1/_2$ taza

piña, fresca, picada . . . .$^3/_4$ taza

ensalada de piña . . . .$^1/_2$ taza

ciruelas, frescas 2" de diámetro . . . . .2 pequeñas

*granada . . . . .1 pequeña

*ciruelas pasas, cocidas o secas . . . . .3 medianas

pasas . . . . .2 cdas.

---

*3 gramos o más de fibra por porción

Fruta (cont.)

tangelos . . . . .1 mediano

naranjas tangerinas, pequeñas . . . . .2 (8 oz.)

ensalada de frutas tropicales . . . .$^1/_4$ taza

sandía . . . .$1^1/_4$ taza, 1 rebanada
$\qquad\qquad\qquad\qquad\qquad\qquad\qquad$ ($13^1/_2$ oz.)

Jugo de Fruta, sin endulzar

jugo de manzana/sidra . . . .$^1/_2$ taza

cóctel de jugo de arándano agrio . . . .$^1/_3$ taza

cóctel de jugo de arándano agrio, ...1 taza
reducido en calorías

mezcla de jugo de fruta, 100% jugo . . . .$^1/_3$ taza

jugo de uva . . . .$^1/_3$ taza

jugo de toronja . . . .$^1/_2$ taza

jugo de limón . . . .$^3/_4$ taza

jugo de lima . . . .$^1/_2$ taza

jugo de naranja . . . .$^1/_2$ taza

jugo de piña . . . .$^1/_2$ taza

jugo de ciruelas pasas . . . .$^1/_3$ taza

jugos bajos en carbohidratos . . . . .1 taza
(sin azúcar, tipo "light")

---

*3 gramos o más de fibra por porción

Opciones de leche

Una opción de leche contiene 12 gramos de carbohidratos y 8 gramos de proteína.

Esta lista tiene diferentes tipos de leche y productos lácteos. Los quesos están en las listas de la carne, y la crema y otros productos lácteos grasos están en la lista de opciones de grasa.

La cantidad de grasa en la leche se mide según el porcentaje (%) de nata de la leche. Las calorías en los productos lácteos varían dependiendo de la clase de leche de la que están hechos.

La leche es una fuente rica de proteína, calcio y riboflavina (una vitamina B). Usted puede usar la leche permitida en su plan ya sea para beber, en cereal o para cocinar. Busque la leche con chocolate, la leche de arroz, el yogur helado y el helado en las otras listas de opciones de carbohidratos.

Una porción de cada uno de estos tres tipos de leche (sin grasa, grasa reducida, y entera) incluye lo siguiente:

	Carbohidratos (gramos)	Proteína (gramos)	Grasa (gramos)	Calorías
sin grasa o con poca grasa ($1/2$% ó 1%)	12	8	0–3	90
grasa reducida (2%)	12	8	5	120
entera	12	8	8	150

Una opción de leche iguala:

1 taza de leche

$3/4$ taza de yogur

Leche sin Grasa (0–3 gramos de grasa por porción)

leche sin grasa ....1 taza

leche ½% ....1 taza

leche 1% ....1 taza

suero de leche, sin grasa o con poca grasa . .1 taza

leche evaporada, sin grasa ....½ taza

leche en polvo, sin grasa ....⅓ taza

Lactaid 100, sin grasa ....1 taza

leche de soja, sin grasa o con poca grasa . . .1 taza

yogur natural, sin grasa ....¾ taza (6 oz.)

yogur, sin grasa, con sabor,
endulzado con un endulzador no
nutritivo y fructosa ....¾ taza (6 oz.)

Leche con Grasa Reducida (5 gramos de grasa por porción)

leche con grasa reducida (2%) ....1 taza

yogur, natural de poca grasa ....¾ taza (6 oz.)

leche dulce acidophilus ....1 taza

Lactaid 100, grasa reducida ....1 taza

leche de soja ....1 taza

Leche Entera (8 gramos de grasa por porción)

leche entera ....1 taza

leche evaporada entera ....½ taza

leche de cabra ....1 taza

leche agria (kefir) ....1 taza

yogur, natural (hecho de leche entera) ....1 taza (8 oz.)

Otras opciones de carbohidratos

Usted puede usar las opciones de alimentos de la lista de la próxima página por una opción de almidón, fruta o leche en su plan de comida. Algunas opciones también contarán como una o más opciones de grasa. Cantidades moderadas de estos alimentos pueden usarse en su plan de comida aún si contienen azúcar y grasa, siempre y cuando usted mantenga controlada su azúcar en la sangre. Verifique con su dietista para ver con qué frecuencia usted puede planear estos alimentos en su dieta. Recuerde siempre verificar la información nutricional en las etiquetas de alimentos, las cuales serán su mejor fuente de información.

Una opción iguala 15 gramos de carbohidratos, o 1 almidón, 1 fruta o 1 leche.

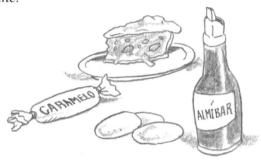

Alimento	Tamaño de Porción	Opciones por Porción
aderezo para ensalada, libre de grasa	¹/₄ taza	1 carbohidrato
almíbar, liviano	2 cdas.	1 carbohidrato
almíbar, regular	1 cda.	1 carbohidrato
almíbar, regular	¹/₄ taza	4 carbohidratos
barquillos de vainilla	5	1 carbohidrato, 1 grasa
barras de energía, deportivas o de desayuno	1 barra (1¹/₂ oz.)	1¹/₂ carbohidratos, 0–1 grasa
barras de jugo de frutas, congeladas, 100% jugo	1 barra (3 oz.)	1 carbohidrato
bebidas deportivas	8 oz. (1 taza)	1 carbohidrato
bizcocho de chocolate y nueces, sin azucarado	cuadrado de 2"	1 carbohidrato, 1 grasa

Alimento	Tamaño de Porción	Opciones por Porción
bocadillos de frutas, gomoso (puré concentrado de fruta)	1 rollo ($^3/_4$ oz.)	1 carbohidrato
galleta, libre de grasa	2 pequeñas	1 carbohidrato
galleta o galleta sándwich con relleno de crema	2 pequeñas	1 carbohidrato, 1 grasa
galletita con sabor a jengibre	3	1 carbohidrato
gelatina, regular	$^1/_2$ taza	1 carbohidrato
helado	$^1/_2$ taza	1 carbohidrato, 1 grasa
helado, de poca grasa	$^1/_2$ taza	$1^1/_2$ carbohidratos
helado, ligero	$^1/_2$ taza	$1^1/_2$ carbohidratos, 1 grasa
helado, sin grasa, sin azúcar añadida	$^1/_2$ taza	1 carbohidrato
leche de arroz, de poca en grasa, con sabor	1 taza	$1^1/_2$ carbohidratos
leche de arroz, sin grasa o con poca grasa, sencilla	1 taza	1 carbohidrato
leche entera con chocolate	1 taza	2 carbohidratos,
magdalena, con azucarado	1 pequeña	2 carbohidratos, 1 grasa
mermelada o jalea, regular	1 cda.	1 carbohidrato
nachos	6–12 (1 oz.)	1 carbohidrato, 2 grasas
panecillo dulce o pastelillo con fruta	1 ($2^1/_2$ oz.)	$2^1/_2$ carbohidratos, 2 grasas
papas "chips"	12–18 (1 oz.)	1 carbohidrato, 2 grasas

Alimento	Tamaño de Porción	Opciones por Porción
pastel, con azucarado	cuadrado de 2"	2 carbohidratos, 1 grasa
pastel de ángel, sin azucarado	$1/12$ del pastel completo	2 carbohidratos
pastel, sin azucarado	cuadrado de 2"	1 carbohidrato, 1 grasa
paté de fruta, 100% fruta	$1^1/_2$ cda.	1 carbohidrato
pudín, regular (hecho con leche baja en grasa)	$1/_2$ taza	2 carbohidratos
pudín, sin azúcar (hecho con leche libre de grasa)	$1/_2$ taza	1 carbohidrato
reemplazo de comida de calorías reducidas (batida)	1 lata (10–11 oz.)	$1^1/_2$ carbohidratos 0–1 grasa
rosquilla, con azucarado	$3^3/_4$" de diámetro (2 oz.)	2 carbohidratos, 2 grasas
rosquilla, tipo pastel, simple	1 mediana ($1^1/_2$ oz.)	$1^1/_2$ carbohidratos, 2 grasas
salsa de arándano, gelatinada	$1/_4$ taza	2 carbohidratos
salsa para espagueti o pasta, enlatada	$1/_2$ taza	1 carbohidrato, 1 grasa
sorbete	$1/_2$ taza	2 carbohidratos
tarta, de calabaza o de flan (preparado comercialmente)	$1/_8$ tarta	2 carbohidratos, 2 grasas
tarta, de frutas, 2 cortezas	$1/_6$ tarta	3 carbohidratos, 2 grasas
yogur, de poca grasa, con fruta	1 taza	3 carbohidratos, 0–1 grasa

Alimento	Tamaño de Porción	Opciones por Porción
yogur, helado	½ taza	1 carbohidrato 0–1 grasa
yogur, helado, sin grasa	⅓ taza	1 carbohidrato

Siempre verifique la etiqueta. Los productos pueden variar.

Opciones de vegetales

Una opción de vegetal tiene 5 gramos de carbohidratos, 2 gramos de proteína, 0 gramos de grasa, 2 ó 3 gramos de fibra y 25 calorías.

Los vegetales que tienen pequeñas cantidades de carbohidratos y calorías están en esta lista. Los vegetales tienen muchos nutrientes muy importantes. Incluya dos o tres opciones en su plan de comida cada día. Los vegetales almidonados como maíz, guisantes, papas y calabaza de invierno los cuales tienen grandes cantidades de carbohidratos y calorías están en la lista de opciones de almidón.

Los vegetales de verde oscuro y amarillo intenso son las fuentes principales de vitamina A. Muchos de los vegetales en el grupo de almidones son buenas fuentes de vitamina C—espárragos, brécol, col, repollo, coliflor, col rizada, diente de león, mostaza y nabo, berza, rutabaga, espinacas, tomates y nabo.

Cantidades moderadas de vitamina B$_6$ son suministradas del brécol, col, coliflor, col rizada, chucrut, espinaca, tomates y jugo de tomates.

Buenas fuentes de potasio incluyen brécol, col, remolacha y acelga, tomates, jugo de tomates y cóctel de jugo de vegetales.

Si grasa es añadida para cocinar estos vegetales, debe ser contada junto con la cantidad permitida de opciones de grasa.

Cuando use vegetales cocidos, tenga en cuenta que una libra de vegetales crudos rinde alrededor de 4½ tazas. Una libra de espinacas o berza rinde entre 8 y 12½ porciones.

Una opción de vegetal iguala:

½ taza de vegetales cocidos o jugo de vegetales

1 taza de vegetales crudos

Si usted come una o dos opciones de vegetal en la comida o bocadillo, no tiene que contarlos, porque éstos contienen solamente pequeñas cantidades de calorías y carbohidratos.

alcachofa común

alcachofa, corazones

apio

berenjena

berro

bok choy

brécol

brotes de bambú

brotes de fríjol

calabacín

calabaza de verano

castañas de agua

cebollas

cebollinos

chayote

chucrut

col de Bruselas

coliflor

colinabo

espárragos

hojas verdes (todas—de remolacha, acelga, diente de león, berza, mostaza, espinaca, nabo)

jícama

judías (verdes, italianas, amarillas)

jugo de tomate/vegetales

nabo

pasta de tomate

pepino

pimentón

pimiento

pimientos (todas las variedades)

pimiento verde

puerro

puré de tomate

quingombó

rábano

remolacha

repollo (rojo/verde)

ruibarbo

rutabaga

salsa de tomate

setas/champiñones

tomates (enteros frescos)

tomates, enlatados

vaina de guisantes (incluyendo las chinas)

vegetales mixtos (sin maíz, guisantes ni pasta)

verduras de ensalada (endivia, escarola, lechuga, lechuga romana, espinaca)

zanahoria

Opciones de Carne o de Sustitutos de Carne
Una opción normal de carne tiene 7 gramos de proteína.

Todos los alimentos en la lista de carne son buenas fuentes de proteínas, y muchos son también buenas fuentes de hierro, zinc, vitamina B12 (presente solamente en alimentos de origen animal) y otras vitaminas B.

Las carnes toman la mayor parte del presupuesto de alimento, pero lo más importante es que éstas tienen muchas calorías, grasa saturada y colesterol. El uso de carne magra y muy magra, ave y pescado en su comida puede ayudarle a reducir su riesgo a enfermedades cardíacas. Las carnes en el grupo mucha grasa deben limitarse a sólo 3 porciones por semana.

Compre solamente lo que planifique comer. Como guía, permita una cuarta parte de pérdida de peso cuando cocina la carne—para 1 libra de carne cruda permita una pérdida de 4 onzas, dejando 12 onzas de carne cocida (vea la página 86).

Esté seguro de quitar toda la grasa visible de las carnes. Use un rociador para que no se peguen sus alimentos al sartén o un sartén que no pegue para saltear y dorar sus alimentos. Si usted le añade harina o pan a sus carnes, cuente esa porción de almidón en su plan de comida. Los jugos de las carnes con la grasa removida pueden usarse con sus carnes o vegetales para añadir sabor sin tener que contarlos como una porción adicional.

La siguiente lista está dividida en cuatro secciones: muy magra, magra, de grasa moderada y de mucha grasa. Éstas están basadas en la cantidad de grasa y calorías en una porción, o una onza de carne.

	Carbohidratos	*Proteína*	*Grasa*	*Calorías*
muy magra	0 gramos	7 gramos	0–1 gramo	35
magra	0 gramos	7 gramos	3 gramos	55
moderada grasa	0 gramos	7 gramos	5 gramos	75
mucha grasa	0 gramos	7 gramos	8 gramos	100

Una opción de carne iguala:

1 oz. de carne, pescado, ave o queso

$^1/_2$ taza de frijoles secos

Carne muy magra y sustitutos

Una opción iguala 0 gramos de carbohidratos, 7 gramos de proteína, entre 0 y 1 gramo de grasa y 35 calorías. Una opción de carne muy magra es igual a cualquiera de los siguientes:

Aves

pollo o pavo (carne blanca, sin piel), ...1 oz.
gallina de Cornualles (sin piel)

Pescado

bacalao fresco o congelado, platija, abadejo, mero, ...1 oz.
trucha, salmón ahumado o curado, atún fresco o
enlatado en agua

Mariscos

almejas, cangrejo, langosta, escalope, ...1 oz.
camarones, imitación de mariscos

Caza

pato o faisán (sin piel), venado, búfalo, avestruz . . . . .1 oz.

Queso con 1 Gramo o Menos de Grasa por Onza

requesón sin grasa o de poca grasa . . . .$^1/_4$ taza
queso sin grasa . . . . .1 onza

Otros

carnes procesadas para sándwich con 1 gramo o menos . . . .1 oz.
de grasa por onza, como fiambrera delgada, carnes en
tiras finas, carne de res picada, jamón de pavo
claras de huevo 2

Otros (cont.)

sustitutos de huevo, simples . . . . $^1/_4$ taza

perros calientes con 1 gramo o menos de grasa por onza . . . .1 oz.

riñón (alto en colesterol) . . . . .1 oz.

salchicha con 1 gramo o menos de grasa por onza . . . . .1 oz.

Cuente como una opción de carne muy magra y una de almidón:

frijoles secos, guisantes, lentejas (cocidas) . . . .$^1/_2$ taza

Carne magra y sustitutos

Una opción iguala 0 gramos de carbohidratos, 7 gramos de proteína, 3 gramos de grasa y 55 calorías. Una opción de carne magra iguala cualquiera de los siguientes:

Carne de res

grado USDA selecto (select) o selección (choice) . . . .1 oz.
de carne de res magra sin la grasa visible, como
masa redonda, lomo, bistec de costado; filete;
carne para asar (costilla, paletilla, grupa); bistec
(grueso con hueso en forma de T, filete,
machacado), masa redonda molida

Cerdo

cerdo magro, como jamón fresco; jamón . . . . .1 oz
enlatado, curado o hervido; tocino
canadiense; chuleta de filete de centro

Cordero

asado, chuleta, pierna . . . . .1 oz.

Ternera

filete de chuleta, asado . . . . .1 oz.

Aves

pollo, pavo (carne oscura, sin piel), pollo . . . . .1 oz.
(carne blanca, sin piel), pato o ganso
doméstico (bien escurrido, sin piel)

Pescado

arenque (ahumado, sin crema) . . . . .1 oz.

ostras . . . . .6 medianas

salmón (fresco o enlatado), bagre . . . . .1 oz.

sardinas (enlatadas) . . . . .2 medianas

atún (enlatado en aceite, escurrido) . . . . .1 oz.

Caza

ganso (sin piel), conejo . . . . .1 oz.

Queso

requesón con 4.5% de grasa . . . .$1/4$ taza

queso parmesano rallado .2 cdas.

quesos con 3 gramos o menos de grasa por onza . . . .1 oz.

Otros

perros calientes con 3 gramos o menos . . . .$1^1/2$ oz.
de grasa por onza

carne procesada para sándwich con . . . . .1 oz.
3 gramos o menos de grasa por onza,
como pastrami o salchicha polaca de pavo

hígado, corazón (alto en colesterol) . . . . .1 oz.

Carne media en grasa y sustitutos

Una opción iguala 0 gramos de carbohidratos, 7 gramos de proteína, 5 gramos de grasa y 75 calorías. Una opción de carne media en grasa iguala cualquiera de los siguientes:

Carne de res

la mayoría de los productos de carne de res . . . . .1 oz.
(res molida, barra de carne, res en salmuera,
costillas cortas, carne grado de primera sin la grasa,
como costillas de primera)

Cerdo

lomo, chuleta, cabeza de lomo, croqueta . . . . .1 oz.

Cordero

costillas para asar, molido . . . . .1 oz.

Ternera

chuleta (molida o machacada, sin empanar) . . . . .1 oz.

Aves

carne oscura del pollo (con piel), molida . . . . .1 oz.
de pollo o pavo, pollo frito (con piel)

Pescado

cualquier pescado frito . . . . .1 oz.

Queso con 5 Gramos o Menos de Grasa por Onza

feta . . . . .1 oz.
mozarella . . . . .1 oz.
requesón . . . .$^1/_4$ taza (2 oz.)

Otros

huevo (alto en colesterol, límite 3 por semana) 1
salchicha con 5 gramos o menos de grasa por onza . . .1 oz.
soya fermentada y frita . . . .$^1/_4$ taza
tofu . . . . .4 oz. ó $^1/_2$ taza

Carnes de mucha grasa y sustitutos

Una opción iguala 0 gramos de carbohidratos, 7 gramos de proteína, 8 gramos de grasa y 100 calorías.

Recuerde que todos estos artículos contienen mucha grasa saturada, colesterol y calorías, y pueden subir los niveles de colesterol si se comen regularmente. Una opción de carne con mucha grasa iguala cualquiera de los siguientes:

Cerdo

costillas, molido, salchicha .1 oz.

Queso

todos los quesos regulares, como . . . . .1 oz.
americano, cheddar, Monterrey Jack, suizo

Otros

carne procesada para sándwich con . . . . .1 oz.
8 gramos o menos de grasa por onza,
como Bolonia, barra de pimiento, salame

salchichas, como bratwurst, Italiana, ...1 oz.
knockwurst, Polaca, ahumada

perro caliente (pavo o pollo) 1 (10/lb.)

tocino . . . . .3 lonjas (20
lonjas/lb.)

mantequilla de cacahuete (contiene . . . . .1 cda.
grasa insaturada)

Cuente como una carne alta en grasa más un intercambio de grasa:

perro caliente (de res, cerdo o combinado) 1 (10/lb.)

Opciones de grasa

Una opción de grasa contiene 5 gramos de grasa y 45 calorías.

Las grasas provienen de fuentes animales y vegetales y varían entre aceites líquidos y grasas duras. Los aceites son grasas que se mantienen líquidas a temperatura ambiente y normalmente provienen de una fuente vegetal. Los aceites vegetales comunes son el de oliva, de cacahuate, de maíz, de soja, canola y girasol. Las grasas comunes de animales son la mantequilla, la crema y la grasa de tocino. Todas las grasas tienen muchas calorías, así que los alimentos en esta lista deben medirse cuidadosamente para controlar su peso. Trate de incluir más grasa monoinsaturada y poliinsaturada en su dieta—éstas son buenas para su salud. Las grasas saturadas en su dieta pueden subir su nivel de colesterol en la sangre (vea la sección "Grasa Saturada y Colesterol", páginas 95–96).

Una opción de grasa iguala:

1 cdta. de margarina regular o aceite vegetal

1 cda. de aderezo para ensalada regular

Lo siguiente es una lista de alimentos para usar para una opción de grasa.

Grasas monoinsaturadas (use éstas)

aguacate, mediano . . . . .2 cdas
(1 oz.)

aceite (canola, oliva, cacahuate) . . . . .1 cdta.

aceitunas:
    maduras negras . . . . .8 grandes
    verdes rellenas . . . . .10 grandes

frutos secos:
    almendras, anacardos . . . . .6 frutos secos
    mixtas (50% cacahuate) . . . . .6 frutos secos
    cacahuate . . . . .10 frutos secos
    nuez lisa . . . . .4 mitades

mantequilla de cacahuate, suave o crujiente . . . .$^{1}/_{2}$ cda.

semillas de sésamo . . . . .1 cda.

pasta de sésamo . . . . .2 cdtas.

Grasas poliinsaturada (use éstas)

margarina:
    en barra, tubo o de apretar .1 cdta.
    baja en grasa (30% a 50% de aceite vegetal) . . . . .1 cda.

mayonesa:
    regular . . . . .1 cdta.
    grasa reducida . . . . .1 cda.

aceite (maíz, cártamo, soja) . . . . .1 cda.

nueces: nueces inglesas . . . . .4 mitades

aderezo para ensalada:
    regular . . . . .1 cda.
    grasa reducida . . . . .2 cdas.

aderezo para ensalada Miracle Whip:

regular . . . . .2 cdtas.

grasa reducida . . . . .1 cda.

semillas: calabaza, girasol, piñones . . . . .1 cda.

Grasas saturadas (evite éstas)

tocino . . . . .1 lonja

(20 lonjas/lb.)

grasa de tocino . . . . .1 cdta.

mantequilla:

barra . . . . .1 cdta.

batida . . . . .2 cdtas.

grasa reducida . . . . .1 cda.

mondongo, hervido .2 cdas.

chocolate, sin azúcar . . . . .2 cdtas.

coco, endulzado, rallado . . . . .2 cdas.

leche de coco . . . . .1 cda.

crema, mitad y mitad . . . . .2 cdas.

queso crema:

regular . . . . .1 cda. ($^1/_2$ oz.)

grasa reducida . . . . .1$^1/_2$ cdas. ($^3/_4$ oz.)

crema: pesada, batida . . . . .1 cda.

crema agria:

regular . . . . .2 cdas.

grasa reducida . . . . .3 cdas.

cerdo salado . . . . .1 oz.

manteca vegetal o de cerdo . . . . .1 cdta.

Nota: Los productos no lácteos como cremas, en polvo o líquidas, no están incluidas en esta lista de alimentos (vea los alimentos sin cargo en la lista de la página 68). Estos productos varían en valor nutricional, pero normalmente 1 cucharada tienen alrededor de 20 calorías (mayormente en la forma de carbohidratos). En la forma en polvo, 2 cucharaditas tienen de 20–25 calorías, incluyendo 2 gramos de carbohidratos y menos de 1 gramo de grasa. Trate usar 1 cucharadita de leche sin grasa en polvo en su café. Le costará menos y tiene solamente 10 calorías por cucharadita.

Combinación de Alimentos

La mayoría de las comidas que comemos contienen diferentes clases de alimentos mezclados. Es difícil acomodar esto en cualquiera de nuestras listas, por lo que los agrupamos todos juntos. Muchas veces es difícil saber qué hay en una cacerola o en un alimento preparado. Con el conteo de carbohidratos es fácil acomodar estas combinaciones de alimentos como sopas y comidas congeladas en su plan de comida. Recuerde mirar los gramos de carbohidratos, proteína y grasa en la etiqueta de información nutricional del empaque. Pregúntele a su dietista acerca de comidas favoritas que usted desea incluir en su plan de comida.

Alimento	Medida	Opciones de Alimento
Plato principal		
cacerola, hecha en casa	1 taza (8 oz.)	$2^1/_2$ carbohidratos 2 carnes media en grasa
pizza de queso, corteza fina	$^1/_4$ de 15 oz. ó $^1/_4$ de 10"	2 carbohidratos 2 carnes media en grasa 1 grasa
chili con frijoles	1 taza (8 oz.)	2 carbohidratos 2 carnes media en grasa
lasaña	3" × 4"	2 carbohidratos 2 carnes media en grasa
chow mein, sin arroz o fideos	2 tazas (16 oz.)	1 carbohidrato 2 carne magra
Sopas		
instantánea de frijoles/ lentejas	1 taza (8 oz.)	$2^1/_2$ carbohidratos 1 carne muy magra

Alimento	Medida	Opciones de Alimento
de crema (preparada con agua)	1 taza (8 oz.)	1 carbohidrato 1 grasa
de arvejas (preparada con agua)	1/2 taza (4 oz.)	1 carbohidratos
de tomate (preparada con agua)	1 taza (8 oz.)	1 carbohidrato
de vegetales y carne de res, de pollo y fideos u de otro tipo de caldo	1 taza (8 oz.)	1 carbohidrato

Platos Principales Congelados (estos tienen pocas calorías)

crema de ajo camarones en	1 paquete 11.5 onzas 270 calorías	2 almidones 2 carnes muy magras 1 vegetal
pollo Teriyaki	1 paquete 11 onzas 260 calorías	2 almindones 2 carnes muy magras 1 vegetal
pollo con glaseado dulce	1 paquete 8.5 onzas 230 calorias	2 almidones 2 carnes muy magras
pollo con glaseado de queso	1 paquete 9.5 onzas 260 calorías	2 almidones 2 carnes muy magras
pechuga de pavo y papas majadas	1 paquete 8.5 onzas 210 calorías	1 1/2 almidones 2 carnes magras
manicotti	1 paquete 11 onzas 290 calorías	2 1/2 almidones 1 carne magra 1 vegetal
ziti marinara con tres quesos	1 paquete 9 onzas 290 calorías	3 almidones 2 carnes media en grasa 1 grasa

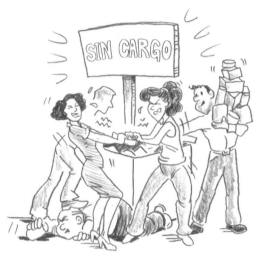

Alimentos Sin Cargo

Algunos alimentos se llaman *alimentos sin cargo*. Éstos son alimentos o bebidas que contienen menos de 20 calorías por porción y contienen menos de 5 gramos de carbohidratos por porción. Limite estos "alimentos sin cargo" a 3 porciones al día divididas entre comidas y bocadillos. Cuando un alimento o bebida contiene más de 5 gramos de carbohidratos, siempre cuéntelos en su plan de comida.

Cuando use los siguientes alimentos sin cargo, use sólo la cantidad señalada.

salsa A-1 . . . . .1 cda.

ketchup . . . . .1 cda.

salsa de chili . . . . .1 cda.

cacao (seco, sin endulzador en polvo) . . . .1 cda.

arándano . . . .$^1/_3$ taza cocida sin azúcar

queso crema, libre de grasa . . . . .1 cda.

crema, liviana no láctea, líquida . . . . .2 cdas.

crema, no láctea, líquida . . . . .1 cda.

crema, no láctea, en polvo . . . . .2 cdtas.

bombón, sin azúcar . . . . .1 pieza

jalea o mermelada, de poca azúcar . . . . . . .2 cdtas.

margarina, sin grasa . . . . .4 cdas.

margarina, grasa reducida . . . . .1 cdta.

mayonesa, sin grasa . . . . .1 cda.

mayonesa, grasa reducida . . . . .1 cdta.

Miracle Whip, sin grasa . . . . .1 cda.

Miracle Whip, grasa reducida . . . . .1 cdta.

Nestlé Quik, sin azúcar . . . . .1 cda. hasta el tope

pepinillos . . . . .1$^1/_2$ grande

picadillo de pepinillos (relish) . . . . .1 cda.

pepinillos, dulces (en rebanada) . . . . .2 rebanadas

pepinillos, dulces (en vinagre) . . . .$^3/_4$ oz.

aderezo para ensalada, sin grasa . . . . .1 cda.

aderezo para ensalada, sin grasa . . . . .2 cdas.
Italiano

salsa . . . .$^1/_4$ taza

jugo de chucrut .1 taza

crema agria, libre de grasa, ...1 cda.
grasa reducida

salsa soja . . . . .1 cda.

almíbar, sin azúcar . . . . .2 cdas.

salsa picante para tacos . . . . .1 cda.

cubierta batida, regular o liviano . . . . .2 cdas.

salsa Worcestershire . . . . .1 cda.

levadura (de cerveza) . . . . .2 cdtas.

yogur (natural) . . . . .2 cdas.

Cuando utilice pastas de productos 100% fruta que lucen como mermeladas, límite su porción a 1 cucharadita.

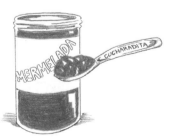

La siguiente lista incluye artículos que no tienen azúcar y tienen pocas calorías. Se pueden usar en su plan de comida tanto como desee:

Bebidas

agua de Seltz

agua tónica, sin azúcar

caldo

gaseosas, sin azúcar

mezclas de bebidas, sin azúcar

té o café

Condimentos

jugo de lima

jugo de limón

mostaza

rábano picante

rociador vegetal PAM

vinagre

Artículos sin azúcar

edulcorantes alternativos

gaseosas

gelatina (sin sabor)

gelatina de postre

goma de mascar

Los condimentos también son alimentos sin cargo. Usted puede usar cualquier cantidad de los siguientes en su plan de comida:

ablandador de carne

achiote

ajo

albaca

alcaravea

anís

apio

canela

cardamomo

cebollín

clavos de olor

comino

condimento para ave

corteza de angostura

curry

eneldo

extractos (vainilla, etc.)

glutamato monosódico

jengibre

laurel

macia

mejorana

menta

mostaza, seca

nuez moscada

orégano

perejil

perifolio

pimentón dulce

pimienta

pimienta inglesa

polvo de chili

romero

salvia

semillas de adormidera

semillas de ajonjolí

tomillo

Alimentos Dietéticos

Tenga cuidado con todo tipo de alimento dietético. Aunque tienen poca azúcar, los alimentos dietéticos frecuentemente contienen otros alimentos que se descomponen en azúcar. Sea extremadamente cauteloso con productos dietéticos como los helados, las galletas, las barras de dulce, las tortas y cosas así, porque muchos de estos productos contienen más calorías que los alimentos que están reemplazando.

Aprenda a leer las etiquetas de Información Nutricional (vea las páginas 80–83) y conozca la naturaleza del producto que está comprando. Un producto marcado como "dietético" puede que no sea adecuado para los que tienen diabetes. Éste podría contener menos azúcar, menos sal, menos grasa o menos colesterol que un producto regular.

Usted necesita leer la etiqueta para saber por qué alega ser dietético, y entonces usted puede decidir si realmente lo necesita. Por ejemplo, las galletas dietéticas puede que no contengan azúcar pero siguen teniendo harina, grasas y calorías de endulzadores alternativos que deben ser contadas en su plan de comida diario.

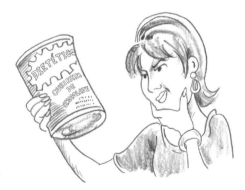

Comidas y Bocadillos Alternativos

Hay suplementos displonibles que pueden ser usados por cualquier persona con diabetes. Éstos están disponibles como batidas líquidas y barras y pueden usarse como reemplazo de comidas, como un bocadillo o durante una enfermedad siempre y cuando formen parte de su plan de comida. Hay varios productos disponibles. Siempre verifique las etiquetas.

Ejemplo:

Bebida Glucerna
Vainilla, 8 onzas
220 calorías
1 almidón
1 leche baja en grasa
1 grasa

Barra Glucerna
Limón crujiente
1 barra 140 calorías
$1^{1}/_{2}$ almidón
$^{1}/_{2}$ grasa

Bebida Choice
Vainilla, 8 onzas
220 calorías
1 almidón
1 leche baja en grasa
2 grasas

Barra Choice
Fudge Brownie
1 barra 140 calorías
1 almidón
1 grasa

EJEMPLOS DE PLANES DE COMIDA

Los siguientes son ejemplos de planes de comida para niveles de calorías de 1,500 a 2,000. Úselos solamente como una guía temporal, pregúntele a su doctor o dietista para un plan completo de comida, preparado basándose en sus necesidades especiales (horario, bocadillos y medicamentos) y gustos.

El plan de comida en la página 74 está en blanco. (Formularios adicionales están incluidos en la parte de atrás del libro.) Éste pueden ser usado por su dietista cuando planifique su plan personal de comida. Ella o él determinará el total de opciones de carbohidratos, carne y grasa para un día basado en sus necesidades de calorías.

Usando el mismo formulario, planifique varios de sus propios menús. Se han provisto ejemplos para que los use como guías. Primero, regrese atrás a las listas de opciones en las páginas 43–67 y marque todos los alimentos que le gustaría comer para su desayuno, almuerzo, cena y bocadillos. Tenga en cuenta la cantidad de esos alimentos que equivalen a una opción. Después, planifique sus comidas para acomodar su plan de comida.

Ejemplo: Si usted está en un plan de comida de 1,500 calorías y el desayuno le permite 3 opciones de carbohidratos, un día usted puede escoger:

$1/2$ taza de cereal

$1/2$ banana

1 taza de leche libre de grasa

o

1 bagel pequeño

$1/2$ toronja

Cuando escoja otros alimentos, puede escoger dentro del mismo grupo de alimento, pero no cambie un alimento almidón por una carne. También puede incluir alimentos sin cargo, siempre y cuando se mantenga dentro de las guías para su plan de comida.

Guías para Bocadillos

Aquí tiene algunas reglas fáciles de seguir a la hora de prepararse un bocadillo.

A la hora de dormir o más de 4–5 horas entre comidas:

1 almidón	5 galletas o 1 rebanada de tostada de trigo (15 gramos de carbohidratos)
1 proteína	1 onza de queso bajo en grasa o 1 onza de carne baja en grasa

Menos de 4–5 horas entre comidas:

1 porción cada uno	cualquier cantidad de lo siguiente
pudín sin grasa	gelatina sin azúcar
vegetales	paleta helada sin azúcar
nueces o semillas	bebidas sin azúcar
galletas sin azúcar	
dulces sin azúcar	

Plan de Comida Personalizado

Número de Calorías _____
Carbohidratos :_____ gramos Proteína:_____ gramos
Grasa: _____ gramos

Hora del Desayuno: _____

_____ Opciones de Carbohidratos
_____ almidón
_____ fruta
_____ leche
_____ Opciones de Carne
_____ Opciones de Grasa

Hora para el Bocadillo de la Mañana: _____
_____

Hora de Almuerzo: _____

_____ Opciones de Carbohidratos
_____ almidón
_____ fruta
_____ leche
_____ Vegetales
_____ Opciones de Carne
_____ Opciones de Grasa

Hora para el Bocadillo de la Tarde: _____
_____

Hora de la Cena: _____

_____ Opciones de Carbohidratos
_____ almidón
_____ fruta
_____ leche
_____ Vegetales
_____ Opciones de Carne
_____ Opciones de Grasa

Hora para el Bocadillo de la Noche: _____
_____

Ejemplo para un Plan de Comida
1,500 Calorías

Menú de Ejemplo

Desayuno

3 opciones de carbohidratos:
1 almidón	$^1/_2$ taza de cereal de salvado
1 fruta	$^1/_2$ banana
1 leche libre de grasa	1 taza de leche libre de grasa
1 opción de carne muy magra	$^1/_4$ taza de requesón de grasa reducida

Almuerzo

4 opciones de carbohidratos:
2 almidones	2 rebanadas de pan de trigo
1 fruta	1 manzana pequeña
1 leche libre de grasa	1 taza de leche libre de grasa
vegetal	palitos de zanahoria, lechuga y tomate
2 opciones de carne muy magra	2 oz. de pavo en lonjas (carne blanca)
1 opción de grasa	1 cda. de mayonesa de grasa reducida

Cena

4 opciones de carbohidratos:
3 almidones	1 taza de arroz salvaje
1 fruta	$^1/_2$ taza de fruta fresca
vegetal	$^1/_2$ taza habichuelas tiernas
	ensalada de lechuga y tomate
2 opciones de carne magra	2 oz. de pollo horneado (sin piel)
2 opciones de grasas	1 cdta. margarina
	2 cdas. aderezo de grasa reducida
	té helado (sin azúcar)

Bocadillo antes de Dormir:

1 almidón	1 rebanada de tostada de trigo
1 opción de carne magra	1 onza de queso bajo en grasa

Ejemplo para un Plan de Comida
2,000 Calorías

Menú de Ejemplo

Desayuno

4 opciones de carbohidratos:

2 almidones	I panecillo inglés
I fruta	$^1/_2$ toronja
I leche libre de grasa	I taza de leche libre de grasa
I opción de grasa	I cdta. margarina
I opción de carne magra	I huevo escalfado

Bocadillo de la Mañana

I opción de carbohidrato	I taza yogur sin azúcar

Almuerzo

4 opciones de carbohidratos:

3 almidones	I taza de sopa de vegetales y carne de res
	2 rebanadas de pan de trigo
I fruta	17 uvas frescas pequeñas
vegetal	lechuga y tomate
2 opciones de carne magra	2 oz. de pavo en lonjas (carne blanca)
I opción de grasa	I cda. de mayonesa de grasa reducida
	gaseosa sin azúcar

Bocadillo de la Tarde

I opción de almidón	6 galletas saladas
I opción de carne magra	I oz. de queso en tiras

Cena

5 opciones de carbohidratos:

3 almidones	I taza de papas majadas
	I panecillo pequeño
I fruta	$1^1/_4$ taza de fresas enteras
I vegetal almidonado	$^1/_2$ taza de arvejas
vegetal	ensalada de lechuga

3 opciones de carne magra	3 oz. de salmón a la parrilla
2 opciones de grasas	2 cdas. aderezo de grasa reducida
	1 cdta. margarina
1 bebida sin cargo	té helado (sin azúcar)

Bocadillo antes de Dormir:

1 almidón	$\frac{1}{2}$ bagel, pequeño
1 proteína	1 cda. de mantequilla de cacahuate

ALTERNATIVAS PARA ENDULZADORES

Hay tres tipos de endulzadores: calóricos, no-calóricos y aquellos que son mitad y mitad. Los endulzadores calóricos, tales como la sucrosa (azúcar de mesa) contiene alrededor de 16 calorías por cucharadita. Los endulzadores etiquetados como bajos en caloría o "lite" son mitad azúcar y mitad endulzador no-calórico y contienen 8 calorías por cucharadita. Actualmente hay cuatro endulzadores no-calóricos en el mercado. Éstos contienen una cantidad muy pequeña de carbohidratos, azúcar o calorías y le darán el sabor dulce de la azúcar pero no aumentarán su nivel de azúcar en la sangre. Usted hallará estos endulzadores en gaseosas de dieta, gelatina de dieta, goma de mascar, jugos de frutas y mezclas en polvo para jugos. Siempre y cuando la porción tenga menos de 20 calorías y menos de 5 gramos de carbohidratos por porción, usted puede usarlos como alimentos sin cargo. Cuando usa los endulzadores no-calóricos, 1 paquete generalmente equivale a 2 cdas. de azúcar.

En la siguiente tabla, se comparan los endulzadores no-calóricos.

Aspartame – (NutraSweet, Equal) se usa para endulzar muchos alimentos y bebidas. No se recomienda para hornear porque la exposición prolongada al calor causa pérdida de dulzura.

Sucralosa – (Splenda) es el endulzador no-calórico más dulce disponible. Puede usarse al cocinar y al hornear y también se usa para endulzar muchos alimentos y bebidas.

Sacarina – (Sweet'n Low, Sugar Twin) ha sido usada por muchos años. Puede usarse al cocinar, hornear, enlatar (hacer conservas) o puede rociarse sobre frutas o cereales. La sacarina puede dejarle un sabor amargo a algunas personas.

Acesulfame-K – (Sweet One, Sunett) también puede dejarle un sabor amargo a ciertas personas. Éste puede usarse en el café y en el té y en el cereal y las frutas. También en combinación con otros endulzadores no calóricos en muchos alimentos bajos en calorías, libres de azúcar y sin azúcar añadida.

Alcoholes de Azúcar

Algunos alimentos bajos en calorías o sin azúcar añadida reemplazan la sucrosa con alcoholes de azúcar. Éstos son carbohidratos que tienen un nivel calórico menor que otros carbohidratos. Ellos proveen 2 calorías por gramo por porción comparado con 4 calorías por gramo. Los alcoholes de azúcar son absorbidos más lentamente que la sucrosa y causan un menor aumento en el nivel de azúcar en la sangre.

Los alcoholes de azúcar estarán listados en la etiqueta de Información Nutricional y se suman como parte de los carbohidratos totales. Si el total de carbohidratos en el alimento proviene de alcoholes de azúcar y hay menos de 10 gramos por porción, entonces éste puede contarse como un alimento sin cargo. Si tiene más de 10 gramos por porción, entoncecs reste la mitad de los gramos de alcohol de azúcar del total de carbohidratos. Los carbohidratos restantes deben incluirse en su plan de comida. Los productos que pueden usar alcoholes de azúcar son los dulces, las galletas, la goma de mascar, las bebidas y el pudín bajos en calorías al igual que las pastillas contra la tos sin azúcar.

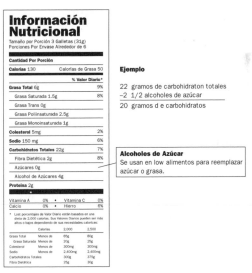

CÓMO ENTENDER LAS ETIQUETAS DE ALIMENTOS

En 1993, la Administración de Drogas y Alimentos de los Estados Unidos (ADA—FDA, por sus siglas en inglés) creó las etiquetas de Información Nutricional. Estas etiquetas pueden ser útiles para elegir sus OPCIONES DE ALIMENTOS SALU-DABLES. Para ayudarle a entender las etiquetas de alimentos, la ADA ha elaborado una explicación de los términos utilizados en dichos marbetes, por ejemplo *liviano, sin calorías, bajo en grasa, alto en fibra y bajo en colesterol.*

La siguiente información le ayudará a entender estos términos y le servirá como una guía que usted puede usar cuando esté seleccionando los alimentos.

Término	Significado
Sin calorías	Menos de 5 calorías por porción.
Caloría reducida	Tiene al menos 25% menos calorías que el alimento regular pero es igual en valor alimenticio.
Bajo en caloría	Alimentos que tienen no más de 40 calorías por porción.
De dieta, dietético	Término utilizado para los alimentos bajos en calorías y de caloría reducida. También puede ser usado en alimentos bajo en sodio pero no bajo en caloría.
Endulzado artificialmente	Igual que bajo en caloría o caloría reducida, excepto que la sucrosa (azúcar de mesa) ha sido removida y un endulzador alternativo ha sido añadido.
Liviano, ligero, light	$1/3$ menos calorías ó 50% menos grasa por porción que el alimento regular.
Libre de grasa	Menos de $1/2$ gramo de grasa por porción.
Bajo en grasa	3 gramos o menos de grasa por porción.
Grasa reducida	Al menos 25% menos grasa que el alimento regular.

Término	Significado
Alto en fibra	5 gramos por porción
Más fibra o fibra añadida	2.5 gramos o más por porción que los alimentos regulares.
Bajo en grasa saturada	1 gramo o menos de grasa saturada por porción. No más de 15% de las calorías provienen de grasa saturada.
Libre de colesterol	Menos de 2 miligramos de colesterol por porción.
Bajo en colesterol	Menos de 20 miligramos de colesterol y menos de 2 gramos de grasa saturada por porción.
Libre de sodio, libre de sal	Menos de 5 miligramos de sodio por porción.
Bajo en sodio	Menos de 140 miligramos de sodio por porción.
Enriquecido, fortificado	Alimentos deben contener 10% o más del Valor Diario para proteína, vitaminas, minerales, fibra dietética o potasio por porción.
Sin azúcar añadida	Permitido si no se usan azúcares u otros ingredientes sustitutos del azúcar y no contiene ningún concentrado de jugo de fruta ni jalea.

Cómo Leer una Etiqueta de Alimento

La Información Nutricional en una etiqueta de alimento puede ayudarle con la selección de alimentos.

Los *tamaños por porción* están basados en lo que las personas normalmente comen. Examine su plan de comida para ver si la cantidad equivale a sus opciones de alimento.

Las *calorías* por porción y las *calorías* por porción *de grasa* están indicadas.

El % *valor diario* puede ser usado para comparar alimentos y ver cómo la cantidad de un nutriente en una porción de alimento encaja en una dieta de 2,000 calorías diarias.

La lista de nutrientes cubre la información importante para ayudarle a elegir sus OPCIONES DE ALIMENTOS SALUDABLES.

- *Grasa total* muestra la cantidad en una porción. Una opción de grasa tiene 5 gramos de grasa. Si la etiqueta indica 10 gramos de grasa, una porción contará como 2 grasas en su plan de comida. Las cantidades de grasa saturada y grasa trans están indicadas.

- *Colesterol* muestra cómo una porción de este alimento se compara con la recomendación de 300 miligramos de colesterol por día.

- *Sodio* muestra cómo una porción de este alimento se compara con la recomendación de 2,400 miligramos de sodio por día.

- *Carbohidratos totales:* son más importantes mirarlos que el contenido de azúcar solamente. Un almidón, fruta, leche u otro carbohidrato tiene alrededor de 15 gramos de carbohidratos. Si la etiqueta indica 30 gramos, una porción contará como 2 opciones de almidón. La fibra dietética se encuentra bajo carbohidratos totales.

- *Proteína* le dice el número de opciones de carne en una porción. Una opción de carne tiene 7 gramos de proteína. Si la etiqueta indica 14 gramos de proteína, una porción contará como 2 opciones de carne.

Vitaminas y minerales: Los manufactureros sólo tienen que indicar las vitaminas A y C y los minerales, calcio y hierro. Las cantidades son un porcentaje de la USRDP (raciones diarias permitidas—USRDA, por sus siglas en inglés).

Fibra muestra cómo este alimento se compara con la recomendación de 25 miligramos de fibra por día.

Información Nutricional

Tamaño de Porción ½ taza (114g)
Porciones Por Envase 4

Cantidad Por Porción

Calorías 90	Calorías de Grasa 30

	% Valor Diario*
Grasa Total 3g	5%
Grasa Saturada 0g	0%
Grasa Trans 0g	
Colesterol 0mg	0%
Sodio 300 mg	13%
Carbohidratos Totales 13g	4%
Fibra Dietética 3g	12%
Azúcares 3g	
Proteína 3g	

Vitamina A	80%	·	Vitamina C	60%
Calcio	4%	·	Hierro	4%

* Los porcentajes del Valor Diario están basados en una dieta de 2,000 calorías. Sus Valores Diarios pueden ser más altos o bajos dependiendo de sus necesidades calóricas:

	Calorías	2,000	2,500
Grasa Total	Menos de	65g	80g
Grasa Saturada	Menos de	20g	25g
Colesterol	Menos de	300mg	300mg
Sodio	Menos de	2,400mg	2,400mg
Carbohidratos Totales		300g	375g
Fibra Dietética		25g	30g

Calorías por gramo:
Grasa 9 · Carbohidratos 4 · Proteína 4

% Valor Diario le da una idea general de cuanta grasa, sodio, carbohidratos o fibras dietéticas cada porción le provee a su dieta diaria. Utilícelo para encontrar alimentos bajos en grasa y altos en fibra.

Las **Calorías por gramo** le da el número de calorías en un gramo de grasa, carbohidratos y proteína, respectivamente.

El **Tamaño Por Porción** está dado tanto en unidades caseras y métricas y refleja las cantidades que las personas normalmente comen.

Las **Calorías de Grasa** ahora son mostradas en la etiqueta para ayudar a los consumidores a seguir las guías dietéticas que recomiendan que las personas no deben obtener más de 30 por ciento de sus calorías de grasa.

La **Lista de Nutrientes** cubre aquellos más importantes para la salud de los consumidores actuales, la mayoría de los cuales necesitan preocuparse por no obtener *demasiado* de ciertos elementos (grasa por ejemplo) en lugar de muy pocas vitaminas y minerales como en el pasado.

Recuerda: Es más importante mirar el contenido *total* de *carbohidratos* en una etiqueta de un alimento que la cantidad de azúcar.

ALCOHOL

En muchas ocasiones uno se hace la pregunta, "¿Qué hacer con el alcohol—puedo beber un trago de vez en cuando?" No hay una respuesta determinada a esta pregunta. Depende mucho del control de su azúcar en la sangre, peso y niveles de grasa en la sangre. Por eso, **discuta el uso de alcohol con su doctor.** Si usted decide ingerir alcohol, debe entender completamente cómo hacerlo correctamente en su plan de comida. Para ayudarlo, aquí tiene algunos factores que necesita saber.

- El alcohol es absorbido rápidamente y tiene 7 calorías por gramo.

- El alcohol no tiene valor como alimento.

- El alcohol es quemado diferente que los alimentos por su cuerpo y NO requiere insulina para ser utilizado.

- El alcohol puede causar hipoglucemia (azúcar en la sangre bajo), especialmente si usted toma píldoras para diabetes o insulina y las comidas se omiten o retrasan comidas (éste impide que el cuerpo coloque glucosa o azúcar nueva en la sangre de lugares de almacén en el hígado).

- Si es tomado por alguien en Diabinese (vea las páginas 120–121), el alcohol puede causar reacciones como enrojecimiento, sudor, dolor de cabeza, náusea o una sensación de atragantamiento.

- Evite el alcohol si sus triglicéridos están altos o si está tomando Glucophage-Metformin.

- Evite el alcohol si debe perder peso—el alcohol tiene calorías y puede estimular el apetito.

Sugerencias para el Uso de Alcohol

- Si decide beber alcohol, el consumo diario debe ser limitado a una copa para una mujer adulta y dos copas para un hombre adulto. Un trago es definido como 12 oz. de cerveza, 5 oz. de vino ó 1.5 oz. de licor fuerte (un tiro).

■ El alcohol puede bajar su azúcar en la sangre, así que utilícelo solamente con comidas y bocadillos. Tomar alcohol con comidas retrasa la absorción en el corriente sanguíneo y "suaviza" el efecto en el cuerpo.

■ Evite vinos dulces, licores y mezclas dulces de bebidas porque estas tienen un contenido alto de azúcar. Acompañantes para mezclas tales como jugo de naranja, deben ser contados en el conteo de total de calorías.

Cómo Planificar para Alcohol en Su Dieta

El alcohol corre a través del cuerpo como GRASA por lo tanto debe ser contado como una opción de GRASA. Una opción de grasa debe ser removida por cada 45 calorías en la bebida alcohólica. Consulte la tabla de abajo para el contenido de calorías:

licor	ginebra, vodka, ron, whisky 1 oz. = 70 calorías
vino seco	chablis, chianti, champaña 3 oz. = 60 calorías
cerveza (baja en caloría)	12 oz. = aproximadamente de 70 a 100 calorías
cerveza (regular)	12 oz. = 171 calorías

COCINAR con alcohol: El alcohol se evapora alrededor de los 172° F, lo cual es por debajo que la etapa para hervir. El sabor de la bebida se queda, pero las calorías y el alcohol se pierden.

RECUERDE: Discuta el uso de alcohol con su doctor.

CONSEJOS PARA COMPRAS

Planifique sus menús para una semana a la vez, tomando ventaja de los especiales en el supermercado. Haga la lista de los artículos que necesita de acuerdo a como están localizados en la tienda. Busque los productos lácteos, fríos y congelados al final. También, para evitar comer de más, estime la cantidad de alimentos que necesita comprar.

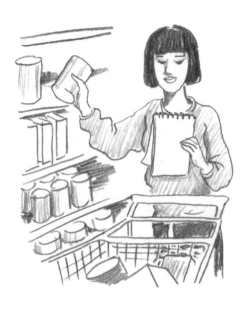

Ejemplo: Para una familia de dos adultos y dos niños menores de 12 años (si es 12 años o más, trátelo como un adulto):

Para cada niño: 3 oz. (antes de cocinar) de carne × 2 = 6 oz.

Para cada adulto: 4 oz. (antes de cocinar) de carne × 2 = 8 oz.

Cantidad de carne que necesita para una comida = 14 oz.

Si, en el ejemplo de arriba, usted cocina 2 libras de pollo, debe tener alrededor de una libra de carne que le sobró para usarse en otra comida (sándwiches, tacos, cocidos, etc.).

COMER FUERA EN RESTAURANTES

Para hacer más fácil el mantenerse con su plan de comida, utilice las siguientes sugerencias en los alimentos que debe y que no debe ordenar en un restaurante.

Ordene

Aperitivos	Sopas y jugos de vegetales; jugos sin endulzadores y de fruta fresca; cócteles de fruta fresca; caldo claro; vegetales frescos, ensalada, apio, rábano, eneldo, lechuga o tomate (todos sin el aderezo añadido). Pida aceite y vinagre, aderezo Francés o Italiano aparte.
Carne, pescado, ave	Asada, cocida en el horno, hervida o asada a la parilla. Quite toda la gordura. Ordene pescado, pollo o pavo en vez de carne de res o cerdo.
Papas	Majadas, horneados, hervidas o al vapor, tortillas simples, arroz al vapor o fideos simples. Cuando son servidas con mantequilla, cuéntelo como una opción de grasa.
Vegetales	Cocidos, al vapor o hervidos. Cuando son servidos con mantequilla, cuéntelo como una opción de grasa.
Panes	Cualquier clase de pan de un grueso promedio. Ordene panecillos duros o suaves. Un mollete, "biscuit" o pan de maíz puede ser usado pero debe ser contado como 1 opción de almidón y 1 opción de grasa.
Grasas	Margarina, mayonesa, aderezo para ensalada o aguacate. Utilice solamente las cantidades permitidas en su plan de comida.
Postres	Frutas fresca; pastel esponjoso, pastel de ángel o pastel de mantequilla (pound cake); helado de vainilla natural. Recuerde contar todos los artículos en su plan de comida.
Bebidas	Café, té, leche libre de grasa o grasa reducida, jugos de vegetales o gaseosas libres de azúcar.

No Ordene

Aperitivos	Sopas cremosas, jugos endulzados, cóctel de frutas enlatado, ensaladas con aderezos ya añadidos (excepto en ensalada de col o papas o ensalada de pasta).
Carne, pescado, ave	Frito, salteado, cocido, estofado, empanado o a la caserola. Alimentos servidos con jugos de la carne o en salsa.
Papas	Fritas en casa, papas fritas, doradas, en crema, escalopes. Tortillas fritas.
Vegetales	En crema, escalopes, al gratén, fritos o salteados.
Panes	Panes dulces, torta para café, escarchado o panes endulzados.
Grasas	Jugo de las carnes, alimentos fritos, alimentos con salsas cremosas como pollo con crema.
Postres	Postres ricos, tartas o pasteles.
Bebidas	Gaseosas regulares, leche con chocolate, cacao, bebidas con leche como batido de leche.

Sugerencias para Ayudarle a Hacer las Comidas en Restaurantes Fáciles para Usted

■ Memorice su plan de comida para que pueda sustituir alimentos con sólo ojear el menú.

■ Mida los alimentos en casa para que pueda juzgar los tamaños de las porciones en los restaurantes.

■ Cuando vea alimentos con nombres especiales en el menú (por ejemplo, Pollo Supremo), pregunte al mesero que hay en el plato o de que está hecho.

■ Límite el número de restaurantes que usted va cuanto más sea posible—usted se familiarizará con sus menús y los meseros pueden recordar como usted quiere que le preparen sus comidas.

- No haga el hábito de comer todo lo de su plato. Si el tamaño de la porción es muy grande, lleve a casa lo que le sobró en una bolsa para llevar.

- Esté pendiente de las grasas. Planificando para más adelante usted puede economizar opciones de grasa de temprano en el día para la comida que va a comer fuera.

- Pida las salsas, los jugos de la carne y aderezo aparte para que pueda usar menos de lo que es normalmente servido en un plato.

- Piense en el horario de sus comidas. Si usted está tomando medicamentos para su diabetes, el tener las comidas a tiempo es crítico para prevenir hipoglucemia. Cuando su comida es retrasada más de una hora, tenga una opción de carbohidratos (almidón, fruta, leche) mientras espera. Si necesita tomar la insulina antes de su comida, llévela con usted.

¿Qué hacer acerca de las Comidas Rápidas?

Contrario a la creencia popular, las comidas rápidas pueden ser nutritivas. Si opciones sabias son hechas, las comidas rápidas pueden acomodarse en su plan de comida de vez en cuando.

Evite órdenes grandes de alimentos altos en grasa como hamburguesas dobles con queso y papas fritas. Esté consiente de las salsas altas en grasa añadidas a los sándwiches y de las grasas escondidas en alimentos fritos (aros de cebollas, calabacines fritos, etc.). Cuando ordene papa horneada, evite muchas grasas y calorías poniendo en su papa vegetales, cebollín o especias en vez de salsa de queso, tocino y crema agria.

La mayoría de las cadenas de comidas rápidas ofrecen una variedad de ensaladas. Utilice aderezos bajos en calorías, livianos de grasa reducida. Evite ensaladas preparadas como de papas o pasta. Nunca ordene alimentos altos en azúcar como tortas de frutas, galletas, helado, helado con frutas, nueces y almíbar y batidos de leche. Ordene gaseosas de dieta en vez de las que no son de dieta. Esté consiente que alimentos como sándwiches de pescado, pollo en pedazos frito y sándwiches a la barbacoa o fritos pueden parecer saludables pero pueden ser altos en calorías, grasa y sodio.

Aquí tiene algunos consejos que le ayudarán a escoger bien cuando ordene, para acomodar las opciones de alimento en su plan de comida:

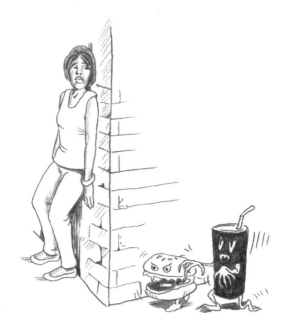

- Conozca que la comida promedio de las comidas rápidas tiene alrededor de 685 calorías. Esto no es muy alto para una comida, pero es muy alto en calorías para un bocadillo.

- Si come comida rápida para una comida, tenga sus otras comidas del día con un contenido de más alimentos saludables, como frutas y vegetales.

- Escoja sándwiches asados a la parilla con carnes, como carne de res magra asada, pavo o pechuga de pollo o jamón. Ordene los artículos sencillos o con mostaza y lechuga.

- Evite los croissants. Coma sus sándwiches en panecillos o pan de trigo para economizar calorías y grasa.

- Ordene tacos, tostadas, burritos de frijoles, tacos suaves y otros artículos sin freír cuando coma en lugares de comidas rápidas Mexicanos. Escoja pollo en vez de res. Evite los frijoles refritos en manteca de cerdo. Utilice lechuga, tomate y salsa adicional en lugar de queso, crema agria o guacamole.

- La pizza es una buena opción para comida rápida. Ordénela de corteza fina con vegetales en tope.

- Cuando ordene sándwiches su mejor opción es uno de tamaño regular o pequeño ("junior") en lugar del tamaño con todo ("deluxe").

- Utilice mostaza en lugar de mayonesa o aderezos con base de mayonesa. Esto le economizará alrededor de 100 calorías por cucharada.

- Si el desayuno es su comida de comidas rápidas, escoja un bagel sencillo, tostada, un mollete libre de grasa o un panecillo inglés. Ordene huevos revueltos sencillos o panqueques sin mantequilla.

Opciones de Comida Rápida para Su Plan de Comida

Alimento	Tamaño por Porción	Calorías	Opciones
Burger King			
Hamburguesa	1	310	2 almidones 2 carnes media en grasa
Chicken Tenders	5 piezas	210	1 almidón 2 carnes media en grasa 1 grasa
Fire Grilled Caesar Salad	1	190	2 vegetales 3 carnes muy magra 1 grasa

Opciones de Comida Rápida para Su Plan de Comida

Alimento	Tamaño por Porción	Calorías	Opciones
McDonald's			
Hamburguesa	1	260	2 almidones 2 carnes media en grasa
Ensalada Bacon Ranch con Pollo a la Parrilla	1	260	4 carnes magras 1 almidón
Sándwich de Pollo Clásico a la Parrilla	1	420	2 almidones 4 carnes magras
In-n-Out Burger			
Hamburguesa *con mostaza y ketchup en lugar de aderezo	1	390	2$^1/_2$ almidones 2 carnes media en grasa 2 grasas
Wendy's			
Hamburguesa Junior	1	280	2 almidones 1 carne alta en grasa
Sándwich de Pollo a la Parilla	1	370	3 almidones 3 carnes magras
Papa horneada con Brécol y Queso	1	340	4 almidones 1 vegetal
Jack in the Box			
Pita con Fajita de Pollo	1	290	2 almidones 3 carnes media en grasa
Ensalada de Pollo Asiática	1	140	1 almidón 2 carnes media en grasa
Hamburguesa	1	310	2 almidones 2 carnes media en grasa 3 grasas

Opciones de Comida Rápida para Su Plan de Comida

Alimento	Tamaño por Porción	Calorías	Opciones
Taco Bell			
Taco	1	170	$1^1/_2$ almidón 1 carne media en grasa
Tostado	1	250	2 almidones 1 carne media en grasa
Taco Suave de Pollo	1	190	1 almidón 1 carne magra
Baja Fresh			
Taco Estilo Baja con Pollo	1	190	$1^1/_2$ almidón 1 carne magra
Ensalada de camarones	1	180	$^1/_2$ almidón 2 vegetales 2 carnes magras 1 grasa
Taco Estilo Baja con Bistec	1	220	$1^1/_2$ almidón 1 carne magra 1 grasa
Rubio's			
Taco de Pollo Health Mex	1	170	$1^1/_2$ almidón 2 carnes magras
Ensalada de Pollo Health Mex	1	260	2 almidones 3 carnes magras
Subway			
Sándwich Veggie Delight	1 pequeño	230	$2^1/_2$ almidones 1 carne magra 1 vegetal
Sándwich de Pechuga de Pavo	1 pequeño	280	$2^1/_2$ almidones 2 carnes magras 1 vegetal

Opciones de Comida Rápida para Su Plan de Comida

Alimento	Tamaño por Porción	Calorías	Opciones
Subway			
Sándwich de Jamón	1 pequeño	290	2$^{1}/_{2}$ almidones 2 carnes magras 1 vegetal
Pizza Hut			
Pizza de Quezo en Masa Fina	2 rebanadas	400	3 almidones 2 carnes media en grasa 2 grasas
Starbucks			
Café Latte (libre de grasa)	12 oz.	120	1 leche libre de grasa
Cappuccino (libre de grasa)	12 oz.	80	1 leche libre de grasa
Frappuccino de Café	12 oz.	200	2$^{1}/_{2}$ almidones $^{1}/_{2}$ grasa

RECUERDE: Cuando decida comer comidas rápidas, esté seguro de que balancea su plan de comida comiendo vegetales, frutas, leche sin grasa y alimentos de granos enteros en sus otras comidas.

Para más información acerca de las comidas rápidas, puede escribir a o verificar los sitios web de los siguientes restaurantes:

Burger King Corporation
  Consumer Information M/S
  1441
  P.O. Box 520783
  General Mail Facility
  Miami, FL 33152
  www.burgerking.com

McDonald's Corporation
  Consumer Affairs
  2111 McDonald's Drive
  Oak Brook, IL 60523
  www.mcdonalds.com

Carl's Jr.
Carl Karcher Enterprises
1200 N. Harbor Blvd.
Anaheim, CA 92803
www.carlsjr.com

El Pollo Loco (Denny's)
3333 Michelson
Irvine, CA 92612
www.elpolloloco.com

In-n-Out Burger
4199 Campus
Irvine, CA 92612
(800) 786-1000
www.in-n-out.com

Jack In The Box
9330 Balboa Ave.
San Diego, CA 92123
www.jackinthebox.com

KFC
Consumer Affairs Dept.
P.O.Box 32070
Louisville, KY 40232
www.kfc.com

Pizza Hut, Inc.
Consumer Affairs Dept.
P.O. Box 428
Witchita, KS 67201
www.pizzahut.com

Rubio's
Corporate Office
1902 Wright Place
Carlsbad, CA 92008
www.rubios.com

Subway
325 Bic Drive
Medford, CT 06460
www.subway.com

Taco Bell
17901 Von Karman
Irvine, CA 92714
(800) TACO BELL
www.tacobell.com

Wendy's International, Inc.
Consumer Affairs Dept.
P.O. Box 256
Dublin, OH 43017
www.wendys.com

GRASA SATURADA Y COLESTEROL

Se recomienda que las personas con diabetes reduzcan su consumo de grasas saturadas a menos de 10 por ciento de las calorías y que eliminen las grasas trans de su dieta. El colesterol en la dieta debería limitarse a 300 miligramos de colesterol por día. Si su colesterol LDL es demasiado alto, se le puede decir a los individuos que reduzcan el consumo de grasas a un 7% de las calorías y que limiten su consumo de colestero a 200 miligramos por día.

Diabetes y las Metas de Grasa Sanguíneo

Colesterol HDL ("bueno")   Más de 40 mg/dl para hombres, Más de 50 mg/dl para mujeres

Colesterol LDL ("malo")   Menos de 100 mg/dl

Colesterol Total   Menos de 200 mg/dl

Trigliceridos   Menos de 150 mg/dl

Grasas que usted come

Las dietas que son altas en grasa saturada se han encontrado que elevan los niveles de colesterol en la sangre. Esto puede causar aumentar su riesgo de enfermedades cardíacas y en los vasos sanguíneos.

La mayoría de la grasa en su dieta debe ser en la forma de grasa monoinsaturada y poliinsaturada. Estas grasas aumentan el colesterol HDL y reducen el colesterol LDL. Éllas provienen de plantas y incluyen aceites que son líquidos a temperatura ambiente, por ejemplo, margarina, nueces, semillas y aceites de canola, semilla de algodón, girasol, soja, oliva y cacahuate. Escoja margarina que tenga un aceite líquido, tal como aceite de oliva o de soja, como su primer ingrediente en lugar de un aceite parcialmente hidrogendado o una grasa trans.

La grasa saturada aumenta el colesterol en la sangre (el colesterol total y el LDL), más su cuerpo crea una gran parte del colesterol que se halla en la sangre. Las grasas saturadas se encontran en grasas animales, carnes, mantecas sólidas, algunos aceites vegetales (aceites de palma y coco, mantequilla de cacao), productos lácteos de leche entera (queso y mantequilla). Si sus grasas en la sangre están muy altas, su médico puede recetarle un medicamento que le ayudará a reducirlas, pero aún así usted querrá seguir su plan de comida.

Las grasas trans se producen cuando el aceite líquido se convierte en una grasa sólida mediante un proceso llamado hidrogenación. Las grasas trans actúan como las grasas saturadas y pueden aumentar sus niveles de colesterol. Desde el 2006 las grasas trans tienen que estar listadas en las etiquetas de nutrición y en las listas de ingredientes. Muchos alimentos de bocadillos como las galletas, las papas "chips" y los productos horneados procesados tienen grasas trans al igual que artículos de comida rápida como las papas fritas.

Guías para Ayudarle a Reducir la Cantidad de Grasa y Colesterol en Su Plan de Comida

- Utilice pescado, pollo, pavo y ternera en la mayoría de sus comidas que contienen carne para la semana. Busque nombres como lomo, cuarto trasero ("round"), magra, de primera o selecto.
- Quite toda la grasa visible de las carnes y la piel de las aves antes de cocinarlas.
- Evite freír por inmersión en aceite. Cocine con métodos que remuevan la grasa (como hornear, asar, barbacoa, etc.).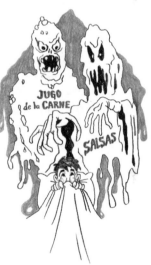
- Seleccione productos sin grasa o de grasa reducida cuando compre carnes frías, productos horneados, aderezos de ensaladas y productos lácteos.
- Evite el jugo de la carne, salsas y platos como cacerolas cremosas.
- Limite las yemas de huevo a cuatro por semana, incluyendo las que usen para cocinar.
- Utilice un rociador antiadherente para cocinar en los sartenes y utensilios.
- Verifique las etiquetas de las galletas y postres "sin azúcar". Éstos pueden ser sin azúcar pero más del 60 por ciento de sus calorías pueden venir de las grasas.
- Verifique las opciones de Carne o de Sustitutos de carnes listados (carne magra y muy magra) en las páginas 58–62 para opciones de carne que son más bajas en grasa.

FIBRA EN SU DIETA

¿Qué es la fibra? No es una vitamina o un mineral, no contiene calorías y es una parte importante de su dieta.

Hay diferentes tipos de fibra que hacen diferentes cosas a su cuerpo. Algunas retienen agua; otras afectan la absorción de nutrientes. Cuando la fibra retiene agua está actuando como una esponja en su cuerpo, absorbiendo agua y haciendo que el intestino contenga masas. Cuando usted come fibra, ésta suaviza sus deposiciones y pueden pasar con menos esfuerzo.

La fibra es buena para tratar o prevenir problemas estomacales y intestinales, incluyendo cáncer del colon. Una cantidad grande de fibras ayuda a mantener baja la grasa en la sangre (colesterol y triglicéridos).

El consumo de fibra para personas con diabetes debe ser el mismo que para aquellos sin diabetes.

La cantidad diaria de consumo de fibra debe ser de 20 a 35 gramos por día de una selección grande de alimentos. Buenas fuentes deben incluir frutas, vegetales, granos enteros, semillas, nueces y legumbres (frijoles). Nosotros sugerimos que incluya alimentos altos en fibra en su plan de comida cada día.

Cómo Comer Más Fibra

1. Busque cereales que contengan "granos enteros" y al menos 3 gramos de fibra dietética por porción.

2. Compre galletas que contengan 2 gramos de fibra dietética por porción.

3. Trate de incluir en sus comidas alimentos altos en fibra como las nueces, trigo integral o gérmen de trigo. Mézclelos con cazuelas, carne al horno, relleno y ensaladas.

4. Escoja pasta de trigo integral, arroz integral y cualquier versión de trigo integral de otros alimentos que usted come.

5. Añada cualquier tipo de frijoles, maíz o guisantes a su plan de comida para sus opciones de almidón.

Contar la Fibra

Cuando hay suficiente fibra, ésta cambiará cómo usted cuenta los carbohidratos totales en sus comidas. Cuando un alimento de almidón tiene 5 gramos o más de fibra, used resta la fibra de la cantidad total de carbohidratos.

EJEMPLO:

40	gramos de Carbohidra-tos Totales
−10	gramos de Fibra
30	gramos de Carbohidratos Totales

25	gramos de Carbohidra-tos Totales
−7	gramos de Fibra
18	gramos de Carbohidratos Totales

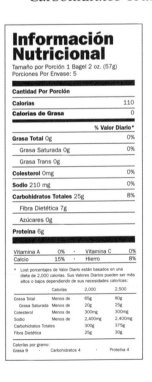

La siguientes listas le darán algunas ideas de cómo añadir alimentos altos en fribra a su plan de comida.

Frutas		
Fuentes Buenas		*Fuentes Pobres*
albaricoques (secos)	compota de manzana	jugo de manzana
manzanas (con cáscara)	albaricoques (frescos/enlatados)	jugo de uva
zarzamora	bananas	jugo de naranja
arándano azul	cerezas	jugo de piña
arándano agrio	toronja	
higos (secos)	uvas	
papayas	melón	
parchas	nectarina	
peras	naranjas	
granadas	melocotón	
ciruelas	piña	
pasas	sandía	
frambuesas		
fresas		

Vegetales		
Fuentes Buenas		*Fuentes Pobres*
alcachofa común	espárragos	jugo de tomate
repollo	remolacha	
pepino	zanahorias	
brécol	coliflor	
col de Bruselas (cocido)	apio	

Vegetales (cont.)

Fuentes Buenas		*Fuentes Pobres*
berenjena	lechuga	
soja	tomates	
judía verde	espinaca	
chirivía (cruda)	calabacín	
hojas de nabo		

Almidones, Granos y Legumbres

Fuentes Buenas		*Fuentes Pobres*
galletas de centeno	trigo integral	pan, blanco
frijoles cocidos (alu-,	trigo desmenuzado	fideos
bias, pintos, negros,	arroz salvaje	galletas saladas
blancos)	maíz, cocido	Rice Krispies
guisantes, congelados,	palomitas de maíz	arroz soplado
hervidos	tortillas (maíz, trigo)	galletas de
habas	papas (blancas con	animales
chirivía (cocida)	cáscaras)	pretzels
frijoles, guisantes, len-	batatas	arroz, blanco
tejas secas	Triscuits, de grasa	
calabaza (de invierno,	reducida	
de bellota, sidra)	gérmen de trigo,	
cereal de salvado	tostado	
(All Bran, Bran Buds,	pasta de granos	
Fiber One)	múltiples	
cereales con más	garbanzos	
de 5 gramos de	maíz	
fibra	frijoles de vaca	

Nueces, Semillas y Otros

Fuentes Buenas	Fuentes Pobres
semillas de girasol	coco
semillas de calabaza	nueces (anacardo,
semillas de ajonjolí	almendras, pecana
	avellanas, cacahuetes)

Plan de Comida de Ejemplo para una Dieta Alta en Fibra

Desayuno	Almuerzo	Cena
arándanos	sándwich de atún en	carne de res asada
hojuelas de salvado	pan de trigo integral	
huevo escalfado	sopa de vegetales	arroz integral
pan de trigo integral	palitos de apio	ensalada de la cena
margarina	fresas	brécol
leche libre de grasa		manzana fresca
		con cáscara
		pan de trigo integral
		margarina

Bocadillo de la Noche

galletas de centeno

mantequilla de cacahuete

RECURSOS PARA PLANEAR LAS COMIDAS

Cuando usted tiene diabetes, su dieta no puede ser a corto plazo sólo para perder peso o para controlar su azúcar en la sangre. Usted debe aprender un estilo completamente nuevo de comer que pueda seguir por el resto de vida. Piense en ello como cambiar sus hábitos viejos de comer por unos nuevos. Esto no es cosa fácil de hacer. Toma tiempo y práctica para formar los nuevos hábitos. Una buena fuente de ayuda es un dietista registrado (D.R.), un experto en dieta y nutrición.

Para información de nutrición y alimentos o para un referido para un dietista registrado en su área, llame al (800)366-1655 (Línea de Ayuda para Nutrición del Consumidor; 9 A.M. a 4 P.M. CST, L–V solamente). Llame a la Asociación Americana de Diabetes si tiene preguntas acerca de las listas de intercambio: (800)232-3472. O encuentre un dietista en el web en http://www.eatright.org y seleccione encontrar en dietista ("Find a Dietitian").

Le animamos a utilizar estos libros y libros de cocina incluidos en la lista de abajo para su ayuda e ideas.

Referencias

Todas las referencias o libros de cocina son de la Asociación Americana de la Diabetes. Llame al 1-800-342-2383 o vaya a http://store.diabetes.org

The Diabetes Carbohydrate and Fat Gram Guide, 3ra. edición, por Lea Ann Holzmeister, R.D., C.D.E., Publicado por la Asociación Americana de la Diabetes, 2005.
- Enseña cómo contar gramos de carbohidratos y grasa.

Complete Guide to Carb Counting, 2da edición, por Hope Warshaw, MMSc, R.D., C.D.E., Karmeen, MS, R.D., C.D.E., Publicado por la Asociación Americana de la Diabetes, 2001.
- Incluye conteos básicos y avanzados de carbohidratos en las comidas y usando las etiquetas. Contiene planes de menú para una semana.

Guide to Healthy Restaurant Eating, por Hope Warshaw, R.D., C.D.E., Publicado por la Asociación Americana de la Diabetes, 2002.
- Incluye datos acerca de cómo comer fuera y escoger sus comidas sabiamente.

What to Eat When You Get Diabetes, por Carolyn Leontos, R.D., C.D.E., Publicado por Wiley, John and Sons, 2000.
- Maneras fáciles y apetentes de hacer cambios saludables en sus comidas.

Nutrition in the Fast Lane, por Eli Lilly y Compañía, Publicado por Franklin Publishing, Indianapolis, Indiana, 2004. 1-800-634-1993.
- Una guía para los valores de Nutrición e Intercambio Dietéticos para las comidas rápidas.

Exchange Lists for Meal Planning, Publicado por la Asociación Americana de la Diabetes, 2003.

The Calorie King, Fat and Carbohydrate Counter, por Allan Borushek, Family Health Publications, Costa Mesa, Calif. 2006. www.CalorieKing.com.
- Libro fácil de cargar tamaño bolsillo. Incluye 200 restaurantes de comida rápida.

Libros de Cocina

Magic Menus for People with Diabetes, 2da. edición, Publicado por la Asociación Americana de la Diabetes, 2003.
- Contiene 200 recetas
- Las grasas, los carbohidratos, las calorías y los intercambios han sido calculados por usted.
- Fácil de regresar atrás a cualquier combinación de opciones de desayuno, almuerzo y cena.

Mr. Food Diabetic Dinners in a Dash, Publicado por la Asociación Americana de la Diabetes, 2005.
- Contiene 150 recetas
- Cocina fácil y rápida

Betty Crocker's Diabetes Cookbook: Everyday Meals, Easy as 1-2-3, Editores Betty Crocker, Wiley, John and Sons, 2003.

- 140 recetas
- Usa información nutricional y de comidas actualizada.

Diabetes Cookbook for Dummies, 2da. edición, Alan Rubin, M.D., Chef Denise Sharf, Alison Acerra, R.D., Wiley, John and Sons, 2005.

- Consejos de cómo estar bien en los restaurantes o lugares de comidas rápidas
- Información nutricional e intercambios diabéticos para cada receta
- Una guía "visual" de los tamaños de porciones.
- Una guía de restaurantes para viajes.

Diabetes and Heart Healthy Cookbook, Publicado por la Asociación Americana de la Diabetes, 2005

- Incluye platos bajos en grasa y de menos carbohidratos.

The Diabetes Holiday Cookbook: Year Round Cooking for People with Diabetes, por Carolyn Leontos, Debra Mitchell, Kenneth Weicker, Wiley, John and Sons, 2002.

- Más de 100 recetas para los días festivos.
- Opciones de ingredientes alternos para dietas bajas en sodio o sin alcohol.
- Menús para 21 celebraciones de días festivos.

The Diabetes Menu Cookbook: Delicious Special Ocassion Recipes for Family and Friends, por Kaila Doner, Barbara Scott-Goodman, Wiley, John and Sons, 2006.

- 130 recetas para entretener y ocaciones especiales.
- Incluye aperitivos y bebidas, sopas y ensaladas, sándwiches, hamburguesas, envueltos, platos principales y postres.

Month of Meals: All-American Fare, 3ra. edición, publicado por la Asociación Americana de la Diabetes, 2002.

- Hay siete Meses de Comidas para planificar menús. Cada uno incluye 28 días de sabrosas selecciones de desayunos, almuerzos y cenas. Usted puede mezclar y combinar entre los planificadores de menús. Una sección de "ocasiones especiales" ofrece consejos para desayunos-almuerzos, días festivos, fiestas y restaurantes.

Month of Meals: Meals in Minutes, 3ra. edición, publicado por la Asociación Americana de la Diabetes, 2002.

Month of Meals: Classic Cooking, 3ra. edición, publicado por la Asociación Americana de la Diabetes, 2002.

Month of Meals: Vegetarian Pleasures, 3ra. edición, publicado por la Asociación Americana de la Diabetes, 2002.

Month of Meals: Soul Food, 1ra. edición, publicado por la Asociación Americana de la Diabetes, 2002.

Month of Meals: Old-Time Favorites, 3ra. edición, publicado por la Asociación Americana de la Diabetes, 2002.

Month of Meals: Festive Latin Flavors (Español), publicado por la Asociación Americana de la Diabetes, 2002.

Healthy Calendar Diabetic Cooking, publicado por la Asociación Americana de la Diabetes, 2006.

- 340 recetas
- Contiene planes de comida y recetas mes a mes, semana a semana y día a día.
- Los menús vienen con listas de compras semanales.

CAPÍTULO 6

Análisis Casero para Azúcar en la Sangre

Los análisis caseros para azúcar en la sangre se han vuelto una de las herramientas más útiles en el cuidado de la diabetes. Al contrario de los análisis de azúcar en la orina, el azúcar en la sangre es una medida directa de su nivel de azúcar en la sangre—éstos proporcionan información "al momento". Usted sabe inmediatamente si su azúcar en la sangre es muy alto, muy bajo o en el rango aceptable (el rango que usted acordó con su doctor).

El poder analizar su azúcar en la sangre en el hogar, trabajo o escuela, mientras hace ejercicio, juega, viaja o está enfermo, le da una vista más realista del patrón de azúcar en la sangre durante 24 horas, y también a través de varios días. Estudiando este patrón, usted y su doctor pueden hacer mejores decisiones acerca de su control del azúcar en la sangre y hacer los ajustes necesarios en sus medicamentos, ejercicio y plan de comida. A través de estos ajustes usted puede mantener un control bueno o "ajustado" del azúcar en la sangre, lo que ayuda a prevenir o disminuir las complicaciones de la diabetes (vea las páginas 181–186). (Control "ajustado" significa que la mayoría de los azúcares en su sangre están en su rango normal o están cerca de su rango normal la mayoría del tiempo.)

¿Cuál es su rango aceptable de azúcar en la sangre?

Si usted no sabe, vea la página 28 o discútalo con su doctor o enfermera de diabetes.

Los análisis caseros de azúcar en la sangre pueden ser realizados por cualquiera con diabetes. No importa si usa insulina, medicamento oral o si está controlando su diabetes con dieta solamente.

Los medidores de glucosa son máquinas pequeñas operadas por baterías que varían en tamaño, desde tan pequeñas como un bolígrafo hasta tan grandes como una calculadora y pesan unas pocas onzas. Cuando se prepara una tira especial con una gota de sangre, un número aparece en el medidor de glucosa indicando el nivel de azúcar en la sangre. La mayoría de los medidores leen el azúcar en la sangre desde 0–10 mg/dl hasta 600 mg/dl. Si el azúcar en la sangre está por debajo de los 10 mg/dl, el medidor le indicará que está bajo; si está por encima de los 600 mg/dl, el medidor le indicará que está alto. Los medidores de glucosa también le indican la condición de las baterías que los operan y ellos se apagan solos después de cierto periodo de tiempo.

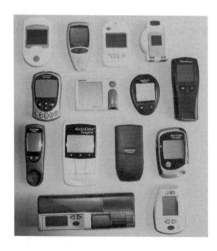

Cualquier medidor de glucosa le proveerá lecturas precisas del azúcar en la sangre si sigue las instrucciones EXACTAS CUIDADOSAMENTE.

Para analizar su azúcar en la sangre usted necesita una gota de sangre, la cual puede obtener clavándose el dedo con una lanceta pequeña.

Debajo de la cubierta redonda hay una pequeña aguja puntiaguda.

Hay varios tipos de aparatos de lanceta que le facilitan a usted el clavar su dedo. Una lanceta es insertada en un aparato de lanceta, y un resorte provee la acción rápida para clavar el dedo. Éste también controla cuán profundo la aguja clava su dedo.

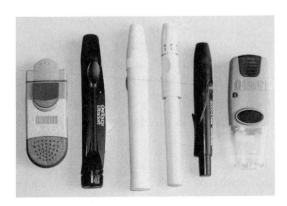

Aquí hay algunos consejos útiles para recordar cuando se analiza el azúcar en la sangre:

1. Lave sus manos cuidadosamente y completamente con agua tibia y jabón. Si usted usa alcohol,[1] esté seguro de que se ha secado completamente antes de clavarse el dedo.

2. Su mano debe estar caliente para aumentar el flujo de sangre hacia los dedos. Si su mano está fría, caliéntela lavándola en agua tibia, frotando sus manos o enrollando su mano con una toalla mojada tibia por unos cuantos minutos.

3. Clave el lado de su dedo o la yema del dedo entre la primera articulación de su dedo y la punta.

   No clave su dedo detrás de la uña—es muy sensitivo y doloroso. Algunas personas prefieren usar siempre un área y crear callos en ésta. Los callos no le causarán ningún problema, siempre y cuando sea posible sacar una gota de sangre.

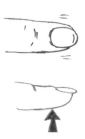

4. Para obtener una gota de sangre apropiada, apriete el dedo completo desde donde el dedo se une a la mano hasta la punta, haciendo presión uniforme y constante.

5. Asegúrese que su medidor esté codificado correctamente para el número código en la botella de tiras que está utilizando.

---

[1] Si utiliza alcohol, analice la segunda gota de sangre, no la primera.

6. Verifique la fecha de expiración de las tiras. NUNCA use tiras expiradas. Cuando abra tiras nuevas, anote la fecha en la botella. Una vez abiertas, usted debería acabar la botella de tiras dentro de 90 días.

7. Alamacene su medidor de glucosa y las tiras en un lugar fresco y seco. No las guarde en baños o cocinas o en autos calientes. Éstos necesitan mantenerse a menos de 90 grados F.

8. Llame al número telefónico 800 en la parte de atrás de su medidor si tiene preguntas o problemas con el medidor. Hay alguien que lo podrá ayudar 24 horas al día.

9. ¡ESCRIBA TODAS SUS LECTURAS DE AZÚCAR EN LA SANGRE!

   Mantener registros le permetirá ver PATRONES en su azúcar en la sangre. Los números le enseñarán cómo su azúcar en la sangre responde a los alimentos, enfermedades, medicamentos, estrés, etc. Éstos le ayudarán a tomar mejores decisiones en sus opciones de comida y a su médico para los medicamentos de la diabetes. Lleve su registro de azúcar en la sangre consigo a cada visita al médico.

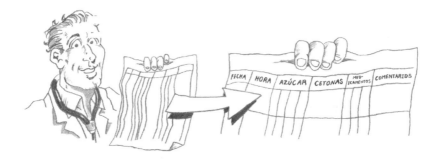

10. Discuta las veces que usted debería analizar su azúcar en la sangre con su médico o educador de la diabetes. La prueba más útil que usted puede hacer es unos minutos antes y 2 horas después de comenzar sus diferentes comidas.

Si todos los resultados de su azúcar en la sangre caen en su rango aceptable, entonces usted sabe que sus medicamentos, actividades y alimentos están balanceados. Si los resultados están fuera de su rango aceptable, entonces puede determinar si hay un patrón para los tiempos en los cuales está muy alto o bajo. Puede que haya un patrón en los cambios de su azúcar en la sangre de acuerdo a los días de la semana o a las horas del día. Por ejemplo, usted puede que tenga diferente azúcar en la sangre durante la semana que en los fines de semana, o su azúcar en la sangre puede que siempre esté alto en las tardes. Viendo estos patrones, usted y su doctor o educador de diabetes pueden hacer los cambios necesarios en las comidas, medicamentos y/o actividades para llevar su azúcar en la sangre a rangos aceptables tan frecuente como sea posible.

Hay muchas maneras para registrar su azúcar en la sangre. Use el diario que viene con su medidor, llame al número telefónico 800 en la parte de atrás de su medidor o haga uno usted mismo. Use la tabla de la página 114 como ejemplo. La columna de Comentarios es para registrar bajo azúcar en la sangre, enfermedad, comidas retrasadas, ejercicio, estrés emocional o cualquier cosa que esté afectando su azúcar en la sangre (vea las páginas 26–28).

11. Cuando su azúcar en la sangre está constantemente cayendo dentro de su rango aceptable, usted no necesita analizarse tan frecuentemente como cuando está fuera de su rango aceptable. Durante enfermedad o períodos de estrés usted debe verificar su azúcar en la sangre más frecuentemente, y alrededor de 3 a 4 días antes de visitar al doctor, empiece a analizarse más frecuentemente para que tenga varios análisis para reportarle.

Mientras más se analice, mejor control logrará sobre su azúcar en la sangre.

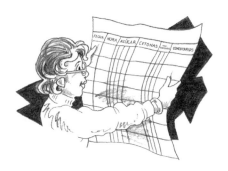

YO ANALIZARÉ MI AZÚCAR EN LA
SANGRE:_____
YO DEBO LLAMAR A MI DOCTOR CUANDO MI
AZÚCAR ES:_____

Las personas con diabetes hoy en día tienen una ventaja tremenda sobre aquellos de solamente unos años atrás. Los análisis caseros de azúcar en la sangre (auto-monitoreo) han mejorado grandemente el control de la azúcar en la sangre. Ahora es posible que usted haga los ajustes en medicamentos dependiendo de los resultados de sus análisis de azúcar en la sangre. Su doctor le deberá dar consejos de cuándo y cómo hacer esos ajustes.

Recuerde que un control bueno, o "ajustado", puede prevenir, desacelerar o disminuir complicaciones a largo plazo de la diabetes, como también ayudarle a sentirse de lo mejor. Un control bueno puede ser alcanzado analizando su azúcar en la sangre y actuando con la información—

¡ASÍ
QUE HAGA
USO
DE ÉSTE!

Fecha	Desayuno Antes Después	Med	Almuerzo Antes Después	Med	Cena Antes Después	Med	Hora de Dormir	Comentarios

CAPÍTULO 7

Cetonas y Cetoacidosis

Si usted tiene diabetes Tipo 1, usted necesitará analizar su orina para acetona o cetonas. Cuando no hay suficiente glucosa en la sangre (durante la reacción a la insulina) o cuando no hay suficiente insulina para permitir glucosa en las células, el cuerpo busca otra fuente de energía que la glucosa—la otra fuente son las grasas. Mientras las grasas son desechas, energía es producida, pero usted tiene un producto del desecho llamado acetona o cetonas.

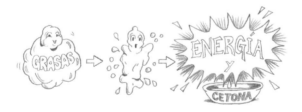

Las cetonas viajan a través de la sangre y son sacadas del cuerpo en la orina. Las cetonas en su orina son un aviso de que su cuerpo no está trabajando correctamente. Su azúcar en la sangre estará alto y su azúcar en la orina será 1 a 2% cuando sus cetonas son positivas. Si esto no es corregido rápidamente puede conducir a CETOACIDOSIS DIABÉTICA, lo cual es muy serio.

Durante la reacción a la insulina, no hay suficiente azúcar para quemar energía, así que su cuerpo va a desbaratar de nuevo grasa. Durante este tiempo, su azúcar en la sangre será bajo y su azúcar en la orina negativo, pero las cetonas pueden ser positivas.

¿CUÁNDO HACER ANÁLISIS PARA CETONAS?[1]

- su azúcar en la sangre es por encima de 250 mg/dl

- su azúcar en la sangre ha aumentado en las últimas 12 a 24 horas

- si está enfermo

- si piensa que puede haber tenido una reacción a la insulina pero su azúcar en la sangre no es muy bajo (un análisis positivo para cetonas puede significar una reacción)

- el azúcar en la orina es 2% o mayor

LLAME A SU DOCTOR cuándo

- su azúcar en la sangre es más alto de 250 mg/dl y las cetonas son positivas

- su azúcar en la sangre ha aumentado en las últimas 12 horas y las cetonas son positivas

- tiene náuseas o vómitos

PREGÚNTELE A SU MÉDICO O EDUCADOR DE LA DIABETES ACERCA DEL AÑADIR INSULINA DE ACCIÓN RÁPIDA CUANDO LAS CETONAS SON POSITIVAS.

[1] Éstas son guías, así que por favor pregunte a su doctor o educador de diabetes por instrucciones específicas.

Esto puede significar CETOACIDOS—¡UNA EMERGENCIA DIABÉTICA!

Las tabletas Acetest®, Ketostix® y Chemstrip® K son productos para análisis de cetonas en la orina que pueden ser compradas en cualquier farmacia sin receta. Hay un metro llamado Precision Xtr el cual analiza cetonas en su sangre. Contacte a su doctor o educador de diabetes para información con respecto a este metro y las tiras de cetonas.

Consejos Útiles para Análisis de Cetonas en la Orina

- Esté seguro que su tiempo es exacto—siga las instrucciones del envase.

- Mantenga las tabletas o tiras en un lugar fresco y seco—fuera de la luz del sol. No las deje en el carro caliente.

- Compre una botella a la vez—recuerde verificar la fecha de expiración.

- Cuando compare los colores de las tabletas o tiras con la tabla, aguántelas cerca de la tabla de colores.

- Una buena luz es esencial para obtener resultados exactos.

- No guarde las tabletas o tiras en el baño—éstas pueden arruinarse con la humedad.

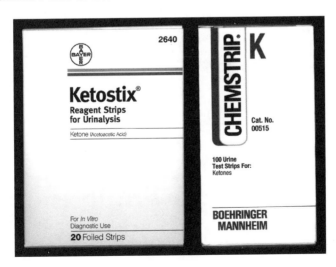

Medicamentos para Tratar Diabetes

Hay varios medicamentos diferentes usados para tratar la diabetes. Cada grupo de medicamentos trabaja de una manera distinta. Puede que usted tome 1 o más de estos medicamentos para controlar su azúcar en la sangre.

El seguir su plan de comidas y su programa de ejercicio es muy importante para ayudarle a estos medicamentos a funcionar.

Lleve consigo una lista de todos sus medicamentos, incluyendo cualquier otra receta, medicamentos sin receta, vitaminas, minerales y suplementos. Escriba sus nombres, dosis (por ejemplo, número de miligramos, unidades, etc.) y cuándo toma los medicamentos. Revise esta lista con su médico en cada visita.

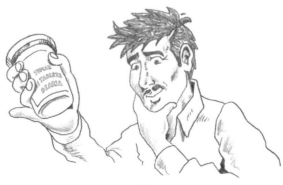

MEDICAMENTOS ORALES

Sulfonilureas			
Nombre	Tamaño de la Tableta (mg)	Duración de la Acción (hr)	Dosis Máxima (mg)
Dymelor/ Acetohexamide[a]	250 500	12–14	1,500
Diabinese/ Chlorpropamide[a]	100 250	36+	750
Tolinase/ Tolazamide[a]	100 250 500	12–24	1,000
Orinase/ Tolbutamide[a]	250 500	6–12	3,000
Micronase/Diabeta/ Glyburide[b,c]	1.25 2.5 5	24	20
Glucotrol/ Glipizide[d]	5 10	24	40
Glucotrol XL[e] Glipizide	2.5 5 10	24	20
Glynase/ Micronized Glyburide[f]	1.5 3 6	24	12
Amaryl/ Glimepiride[g]	1 2 4	24	8

[a]De *Diabetes Mellitus*, 8va. edición, Lilly Research Laboratories, Indianapolis, IN, 1980.
[b]De Upjohn Therapeutic Profile of Micronase, mayo 1984.
[c]De Hoechst-Roussel, Somerville, NJ, 1984.
[d]De Roerig-Pfizer, Glucotrol, New York, NY, abril 1994.
[e]De Pfizer-Pratt, Glucotrol XL, New York, NY, abril 1994.
[f]De Upjohn, Glynase Prestabs, Kalamazoo, MI, marzo 1992.

[g]De Hoechst-Roussel, Somerville, NJ, diciembre 1995.

- Las sulfonilureas le ayudan a su páncreas a crear insulina.
- Estos medicamentos están relacionados a otras drogas sulfa y pueden producir reacciones alérgicas a la sulfa, pero pueden

usarse con cuidado aún cuando se conoce que existe una alergia a la sulfa.

- Pueden tomarse una o más veces al día.

- Los efectos secundarios normalmente son mínimos. Éstos incluyen falta de apetito, náuseas, vómitos, erupción de la piel, dolor de cabeza o hipoglucemia.

- Para evitar baja azúcar en la sangre (hipoglucemia) cuando esté tomando estos medicamentos, tome solamente la cantidad de medicamento recetado, y si las comidas están separadas por más de 4 a 5 horas, añada un bocadillo. Revise las páginas 15–20 para tratamiento y prevención de hipoglucemia.

- *Precaución:* Si usted ingiere alcohol mientras toma uno de estos medicamentos (particularmente Diabinese/Chlorpropamide), usted podría tener una reacción que envuelve síntomas como rubor; calor, hormigueo y sensación de quemazón en la cara y cuello; y mareos.

- El glucotrol o glipizide deben tomarse con el estómago vacío ($^{1}/_{2}$ hora antes de su comida). Cualquiera de los otros medicamentos pueden tomarse justo antes de comer.

- Si olvida tomar una píldora, tome su dosis normal la próxima vez que deba tomar una. NO doble la dosis o trate de "ponerse al día" por la dosis omitida.

- Cuando tenga que *ayunar* para un estudio o un procedimiento, no tome su píldora para la diabetes hasta que haya comido.

Meglitinidas			
Nombre	Tamaño de la Tableta (mg)	Duración de la Acción (hr)	Dosis Máxima (mg)
Prandin/ Repaglinide[a]	0.5 1 2	1.4	16
Starlix/ Nateglinide[b]	60 120	1.5	360

[a]De Novo Nordisk Pharmaceuticals, Inc, NJ, 1997.
[b]De Novartis Pharmaceuticals Corporation, East Hanover, NJ, febrero 2001.

- Cuando el azúcar en la sangre sube (después de una comida), estas píldoras le ayudan a controlar el aumento causando que el páncreas líbere más insulina. A medida que el azúcar en la sangre baja, el efecto de los medicamentos disminuye.

- Éstos deben tomarse antes de las comidas (0–30 minutos). Si usted deja pasar una comida, no se tome los medicamentos.

- Los efectos secundarios usualmente son mínimos. Éstos pueden incluir hipoglucemia, náuseas, dolor de cabeza, malestar estomacal o diarrea.

- Si olvida tomar su píldora, tome su dosis normal la próxima vez que deba tomarla. NO doble la dosis o trate de "ponerse al día" por la dosis omitida.

Biguanidas			
Nombre	Tamaño de la Tableta (mg)	Duración de la Acción (hr)	Dosis Máxima (mg)
Glucophage/ Metformin[a]	500 850 1,000	6	2,000
Glucophage XR/ Metformin ER[b]	500 750	6	2,000
Riomet/Metformin Líquido[c]	500mg/5mL	6	2,000

[a]De Bristol-Myers-Squibb, Princeton, NJ, febrero 1995.
[b]De Bristol-Myers-Squibb, Princeton, NJ, octubre 2000.
[c]De Ranbaxy Laboratories, Princeton, NJ, 2005.

- Glucophage baja los niveles de azúcar en la sangre mayormente actuando en el hígado. También ayuda a la glucosa a entrar en las células de grasa y musculares.

- Cuando se utiliza solo, Glucophage no causa azúcar en la sangre bajo (hipoglucemia).

- Este medicamento baja los triglicéridos, colesterol total y colesterol LDL (malo) y aumenta el colesterol HDL (bueno).

- Puede ayudar con la pérdida de peso.

- Los efectos secundarios pueden incluir aumento de gas, náuseas, retortijones, sensación de llenura (hinchazón), diarrea y sabor metálico en la boca. Estos síntomas usualmente desaparecerán si se empieza el Glucophage lentamente, *con* comida, y la dosis se aumenta gradualmente.

- Glucophage XR o Metformin ER se da una vez al día y debería tomarse con la comida de la tarde.

- Glucophage debe dejarse antes de ser admitido al hospital o antes de recibir rayos-X o un procedimiento que envuelve tinte. Discuta esto con su doctor.

- Glucophage no es para todos—sólo aquellos que tienen el hígado y riñón funcionando bien pueden tomarlo.

- Usted no debe tomar alcohol cuando está tomando Glucophage.

- Si olvida tomar una píldora, tome su dosis normal la próxima vez que deba tomarla. NO doble la dosis o trate de "ponerse al día" por la dosis omitida.

Tiazolidinadiones		
Nombre	Tamaño de la Tableta (mg)	Dosis Máxima (mg)
Avandia/Rosiglitazone[a]	2 4 8	8
Actos/Pioglitazone[b]	15 30 45	45

[a]De Smithkline Beecham Pharmaceuticals, Philadelphia, PA, mayo 1999.
[b]De Takeda Pharmaceuticals America, Inc., Lincolnshire, IL, julio 1999.

- Estos medicamentos bajan el azúcar en la sangre ayudando a la glucosa y insulina a entrar a las células de los músculos.

■ Éstos deben tomarse *con* la primera comida del día. Si usted se olvida, tómelo con la próxima comida. No doble la dosis o trate de "ponerse al día" por la dosis omitida.

■ Cuando se usan solos, éstos no causan azúcar en la sangre bajo (hipoglucemia).

■ Si usted está tomando insulina u otras píldoras para la diabetes, su dosis puede que necesite bajarse. Analice su azúcar en la sangre, y su doctor le aconsejará.

■ Estos medicamentos pueden interferir con algunas píldoras para el control de la natalidad—discuta esto con su doctor.

■ Por la manera en que estos medicamentos trabajan, puede tardar de uno a tres meses para ver qué tan bien éstos trabajan para usted.

	Inhibidores de las Alfa-Glucosidasas		
Nombre	*Tamaño de la Tableta (mg)*	*Duración de la Acción (hr)*	*Dosis Máxima (mg)*
Precose/ Acarbose[a]	25 50 100	2	300
Glyset/ Miglitol[b]	25 50 100	2	300

[a]De Bayer Pharmaceuticals Division, 1997.
[b]De Pharmacia y Upjohn Company, 1999.

■ Estos medicamentos bajan el azúcar en la sangre reduciendo la absorción de los carbohidratos (almidones o azúcares) después de la comida.

■ Éstos *tienen* que tomarse con el primer bocado de una comida, y la comida debe incluir alimentos del grupo almidón (pan, arroz, pasta, papas, cereal, frijoles, etc.).

■ Los efectos secundarios más comunes son diarrea y aumento de gas. El empezar con una dosis baja y aumentar la dosis lentamente puede ayudarle a limitar estos efectos secundarios.

■ Cuando son usados solos, éstos no causan azúcar en la sangre bajo (hipoglucemia).

■ Azúcar en la sangre bajo (hipoglucemia) puede ocurrir si estos medicamentos se usan con uno de los medicamentos sulfonilureas (vea las páginas 120–121) o insulina. Debido a la manera que éstos trabajan, los jugos normales, soda, dulce y leche usados para tratar el azúcar en la sangre bajo no subirán el azúcar en la sangre—usted *tiene* usar pastillas de glucosa o gels.

Inhibidor de DPP-4			
Nombre	*Tamaño de la Tableta (mg)*		
Januvia/Sitagliptin[a]	25	50	100
Galvas/Vildagliptin[b]			

[a]De Merck & Co., Inc., Whitehouse Station, NJ, 2006.
[b]De Novartis.

■ Estos medicamentos tienen varias acciones:
1. reducen el azúcar en la sangre, especialmente después de las comidas;
2. mejoran la cantidad de insulina producida por su páncreas;
3. reducen la cantidad de azúcar producida por el hígado, especialmente a la hora de la comida.

■ Estos medicamentos no son usados para tratar la diabetes Tipo I.

■ Los posibles efectos son: congestión o goteo nasal, dolor de garganta, resfriado, dolor de cabeza, dolor de estómago o diarrea.

■ Pueden tomarse con o sin comida.

Combinación de Medicamentos

Nombre	Tamaño de la Tableta (mg)	Duración de la Acción	Dosis Máxima (mg)
Glucovance/	1.25/250		10/2000
Glyburide y	2.5/500	24 horas	ó
Metformin[a]	5/500		20/2000
Metaglip[b]			
Metformin y	2.5/250		
Glipiside	2.5/500	24 horas	20/2000
Avandamet[c]	1/500		
Avandia y	2/500	24 horas	8/2000
Metformin	4/500		
	2/1000		
	4/1000		
Actos plus Met			
Actos y	15/500		
Metformin	15/850	24 horas	42/2550
Avandaryl[e]	4/1		
Avandia y	4/2	24 horas	8/8
Glimepiride	4/4		

[a]De Bristol-Myers Squibb Company, Princeton, NJ, agosto 2000.
[b]De Bristol-Myers Squibb Company, Princeton, NJ, octubre 2002.
[c]De GlaxoSmithKline, Research Triangle Park, NC, octubre 2002.
[d]De Takeda Pharmaceuticals, North America, Inc., 2005.
[e]De GlaxoSmithKline, Research Triangle Park, NC, diciembre 2005.

■ Las píldoras listadas arriba son todas combinaciones de medicamentos discutidos anteriormente en esta sección. Vea las páginas 120–121 para información acerca de Glyburide, Glipzide y Glimepiride, las páginas 122–123 para Metformin, y las páginas 123–124 para Avandia y Actos.

Estos medicamentos orales generalmente no son usados durante el embarazo. Cualquier mujer que esté pensando en quedar embarazada necesita cambiar su medicamento a insulina y tener tiempo para poder tener su azúcar en la sangre bajo muy buen control antes de realmente quedar embarazada.

Hay otros medicamentos que pueden afectar los medicamentos orales, así que es muy importante que verifique con su doctor antes de tomar cualquier otro medicamento y que tome sólo lo que su doctor le recete.

Mimético de Incretina		
Nombre	*Dosis*	
Byetta/Exenatide[a]	5 mcg	10 mcg

[a]De Amylin Pharmaceuticals y Eli Lilly and Company, 2005.

- Byetta tiene varias acciones: 1) ayuda con la producción de insulina en el páncreas inmediatamente después de una comida; 2) evita que el hígado produzca demasiada azúcar cuando ésta no es necesaria; 3) retrasa la velocidad con la que la comida sale del estómago; 4) ayuda con la pérdida de peso.
- Byetta actúa sobre el aumento de azúcar que ocurre después de las comidas.
- Ésta se administra por inyección (similar a la insulina) con una jeringuilla tipo bolígrafo precargada 5–60 minutos antes de las comidas de la mañana y la tarde.
- Byetta no es para usarse en la diabetes Tipo I.
- Posibles efectos secundarios incluyen náuseas, vómitos, diarrea, nerviosismo, mareos, dolor de cabeza, malestar estomacal y baja azucar en la sangre.
- Medicamentos como las pastillas anticonceptivas y los antibióticos deberían tomarse 1 hora antes de la Byetta.
- Si olvida una dosis, espere hasta la próxima vez que le toque tomarse la Byetta.

Mimético de Amilina	
Nombre	*Dosis*
Symlin[a]	30 mcg
Acetato de Pramlintide	60 mcg
	90 mcg
	120 mcg

[a]De Amylin Pharmaceuticals, Inc., San Diego, CA, 2005.

- La amilina se usa con insulina en la diabetes Tipo I y Tipo II.
- Ésta se administra por inyección de la misma manera que se administra la insulina.
- Se toma a la hora de la comida junto a la dosis normal de insulina. Ésta no puede mezclarse con insulina.
- Symlin tiene varias acciones: 1) retrasa la velocidad con que la comida sale del estómago; 2) reduce la secreción de glucagón (una hormona que aumenta el azúcar en la sangre); 3) reduce el azúcar en la sangre después de las comidas; 4) ayuda a perder peso.
- El almacenamiento de Symlin es el mismo que para la insulina. Vea la página 132.
- Los efectos secundarios pueden incluir hipoglicemia, náuseas, pérdida de apetito, vómitos o diarrea.

INSULINA

Usted puede que necesite insulina para mantener su azúcar en la sangre en su rango aceptable. Las personas con diabetes Tipo 1 *deben* usar insulina todos los días. Las personas con diabetes Tipo 2 puede que necesiten insulina durante tiempos de estrés como enfermedad, trauma emocional, embarazo, infección o cuando su propia insulina no puede trabajar suficientemente. Una vez que el evento de estrés se acaba, puede que sea posible parar de usar insulina y controlar su azúcar en la sangre con dieta o con dieta y medicamento oral.

Si usted es una persona que pesa demasiado, usa insulina y tiene diabetes Tipo 2, pérdida de peso (especialmente con ejercicio) bajará su azúcar en la sangre, y posiblemente le permitirá suspender la insulina.

Sin importar la razón por la cual usted tiene que usar insulina, esta sección explica todo lo que necesita saber y algunos "trucos del oficio" para hacerlo más fácil.

De las tablas en las páginas 129–130, escoja su insulina(s) por el tipo, especie y compañía que la fabrica.

Insulina Lilly

Tipo	Especie	(Hrs.)	Inicio (Hrs.)	Pico (Hrs.)	Duración
I. Acción rápida					
A. Humalog[a]	Humano	$1/4$	1–2	3–4	
II. Acción corta					
A. Humulin R	Humano	$1/2$	2–4	6–8	
III. Acción intermedia					
A. Humulin N	Humano	1–2	6–12	18–24	
IV. Mezclas					
A. Humulin 70/30	Humano	$1/2$	6–12	18–24	
B. Humulin 50/50	Humano	$1/2$	6–12	18–24	
B. Mezcla Humalog 75/25[b]	Humano	$1/4$	2–12	22	
C. Mezcla Humalog 50/50[c]	Humano	$1/4$	2–12	22	

[a]De *Humalog*®, Eli Lilly and Company, Indianapolis, IN, 1996.
[b]De Eli Lilly and Company, Indianapolis, IN, 2000.
[c]De Eli Lilly and Company, Indianapolis, IN, 2006.
Fuente: Insulin from Lilly, Eli Lilly and Company, Indianapolis, IN, 1994 y 1997.

Novo-Nordisk

Tipo Especie	(Hrs.)	Inicio (Hrs.)	Pico (Hrs.)	Duración
I. Acción rápida		10–20		
A. Novolog	Humano	minutos	1–3	3–5
II. Acción corta				
B. Novolin R	Humano	$^1/_2$	$2^1/_2$–5	8
III. Acción intermedia				
A. Novolin N	Humano	$1^1/_2$	4–12	24
IV. Larga acción				
A. Levemir[a]	Humano	5.7	Sin pico	24
IV. Mezclas				
A. Novolin 70/30	Humano	$^1/_2$	4–12	24
A. NovologMix 70/30[b]	Humano	$^1/_4$	1–4	24

[a,b]Novo-Nordisk Pharmaceuticals, Inc. Princeton, NJ, 2005.
Fuente: Novo-Nordisk Pharmaceuticals, Princeton, NJ, 2004.

Aventis

Tipo	Especie	Inicio (Hrs.)	Pico (Hrs.)	Duración (Hrs.)
I. Acción rápida				
A. Apidra[b]	Humano	$^1/_4$	1–2	2–3
I. Larga acción				
A. Lantus[a]	Humano		Sin pico	24

Fuente: [a]Aventis Pharmaceuticals, Inc., Kansas City, MO, 2000.
[a]Aventis Pharmaceuticals, Inc., Kansas City, MO, 2004.

Insulina Nasal Pfizer

Tipo	Especie	Dosis	Inicio (Hrs.)	Pico (Hrs.)	Duración (Hrs.)
I. Acción rápida					
A. Exubera[a]	Humano	1 mg 3 mg	$^1/_4$	1–2	6

[a]De Pfizer US Pharmaceuticals, 2006.

- Exubera es una insulina en polvo seco que se inhala por la boca hasta los pulmones a través del Inhalador Exhubera. La insulina viene en paquetes al vacío de 1 mg y 3 mg.
- Debería tomarse dentro de 10 minutos después de comer una comida.
- Para aquellas personas con diabetes Tipo I, Exubera se usará con una insulina de larga acción.
- Para aquellas personas con diabetes Tipo II, Exubera puede usarse sólo o en combinación con píldoras y/o insulina de larga acción.
- Los posibles efectos secundarios incluyen tos, resequedad en la boca, malestar en el pecho, sabor amargo o hipoglicemia.
- No se usará en personas que fuman o padecen de asma, bronquitis crónica o cualquier enfermedad pulmonar.

Respecto a su insulina, es MUY IMPORTANTE para usted el recordar

- el nombre o tipo
- la especie (humano)
- la compañía que la produce
- la concentración (U-100)
- la dosis (número de unidades)
- verificar la fecha de expiración

INFORMACIÓN DE SU INSULINA PARA RECORDAR:

Nombre_____

Especie_____

Compañía _____

Concentración _____

Dosis _____

Fecha de expiración _____

Horario de Inyección

Cuándo usted se inyecta su insulina depende del tipo de insulina que utiliza. Algunas insulinas se inyectan a la hora de la comida y otras pueden tomarse a la hora de dormir. Pregúntele a su doctor o educador de la diabetes cuándo debería tomar su insulina.

Almacenamiento de Insulina

La insulina viene en botellas (llamadas viales) o en inyectores tipo bolígrafo. El mejor lugar para almacenar su insulina es en la puerta de su refrigerador (no importa si la botella está abierta o no). Una vez que el vial de insulina o el bolígrafo esté abierto para usarse, éste puede almacenarse a temperatura ambiente (40°–80°F) por 14(bolígrafo)–28(vial) días. Verifique las direcciones que vienen con la caja de insulina para el número exacto de días. Anote la fecha en el vial de insulina o en el

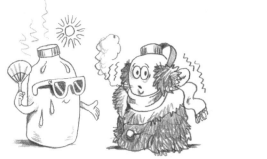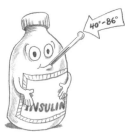

bolígrafo cuando lo abra.

Proteja la insulina de la luz del sol y no la deje congelar. No la almacene en lugares tales como autos, baños o cocinas. Aún si se almacena en el refrigerador, usted debería tirar a la basura cualquier vial/bolígrafo de insulina que ha estado abierto por más de 14 días para los bolígrafos y 28 días para los viales. La insulina comienza a perder su habilidad de funcionar correctamente.

Consejo: Si usted se inyecta insulina a temperatura ambiente en vez de insulina fría, usted puede evitar cualquier sensación de picadura y obtener una mejor absorción en sus tejidos.

JERINGUILLA PARA LA INSULINA

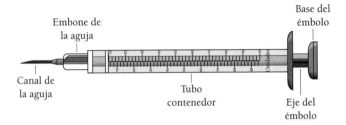

Las únicas partes de la jeringuilla que usted debe tocar son las partes que no entran en su cuerpo o entran en contacto con la insulina. Usted puede tocar

- el embone de la aguja
- el tubo contenedor
- el eje del émbolo

Si usted toca las partes de la jeringuilla que entran en su cuerpo durante la inyección, usted puede ensuciar su jeringuilla y correr el riesgo de darse usted mismo una infección. Usted nunca debe tocar

- el canal de la aguja
- el interior del tubo

Reutilización de las jeringuillas de insulina

Muchas personas reutilizan sus jeringuillas de insulina, y los investigadores han reportado que esta practica está bien para la mayoría de los diabéticos. (El uso sugerido es de 1–2 veces por jeringuilla.) Usted debe ser muy cuidadoso cuando prepara su insulina y cuando se pone la inyección para mantener la jeringuilla y aguja muy limpia. Consulte con su doctor o educador de diabetes para ver si usted debe o no volver a usar sus jeringuillas de insulina.

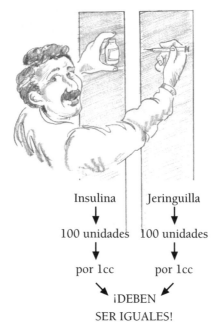

Insulina | Jeringuilla

100 unidades 100 unidades

por 1cc   por 1cc

¡DEBEN
SER IGUALES!

¡Esté seguro de comprar la jeringuilla apropiada para la concen-tración de insulina que usted está usando! Si usted tiene la jeringuilla incorrecta, puede que no se esté inyectando la cantidad correcta de insulina. Usted probablemente está usando insulina U-100, porque ésta es la insulina más común hecha en los Estados Unidos. (Las in-sulinas U-40 y U-80 ya no se producen más en los Estados Unidos.) "U-100" significa que hay 100 unidades de insulina en 1 cc.

TÉCNICA PARA INYECTAR

Utilizar un tipo de insulina

Abajo están enumerados los pasos para guiarlo en la preparación de su insulina para inyección.

1. Lave sus manos.

2. Reúna su equipo: insulina, jeringuilla y alcohol.

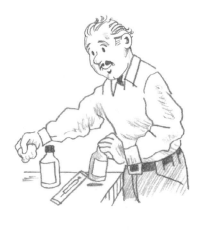

3. RUEDE (20 veces) la botella de insulina entre sus manos—esté seguro que la insulina está bien mezclada.

4. Limpie el tope de la botella de insulina con alcohol y déjelo secar.

5. Ponga la aguja en la botella de insulina. Manteniendo la aguja en la botella, vírela completamente boca abajo. Tire del émbolo para llenar la jeringuilla con más insulina de la que usted necesita (alrededor de 10 unidades más de las que necesita).

6. Empújelo todo en la botella y repita el paso 5.

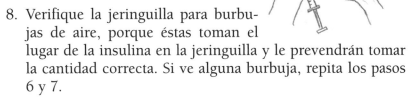

7. Ahora mida la cantidad de insulina que usted necesita tirando del émbolo hasta la marca correcta.

8. Verifique la jeringuilla para burbujas de aire, porque éstas toman el lugar de la insulina en la jeringuilla y le prevendrán tomar la cantidad correcta. Si ve alguna burbuja, repita los pasos 6 y 7.

9. Una vez a la semana, remueva el émbolo de la jeringuilla y ponga la aguja en la botella por dos o tres segundos. Esto mantendrá la presión de aire dentro de la botella de insulina igual a la presión fuera de ésta.

A través del proceso de preparar la insulina y de ponerse la inyección, sea muy cuidadoso de no tocar la aguja o dejarla caer. Si usted ensucia la aguja, bote la jeringuilla y empiece de nuevo con una nueva.

Una versión más corta de preparar una sola insulina:

1. Ruede la botella de insulina (20 veces), limpie el tope.
2. Ponga la aguja en la botella de insulina.
3. Vire la botella boca abajo.
4. Tire hacia abajo rápidamente—más de lo que necesita.
5. Empuje toda la insulina en la botella.
6. Tire hacia abajo rápidamente nuevamente—más de lo que necesita.
7. Mida la cantidad exacta de insulina que necesita.
8. Verifique para burbujas de aire.

Utilizar dos tipos de insulina

Enumerados abajo están los pasos para guiarlo a mezclar dos tipos de insulina en una jeringuilla para inyección. (*Insulina nublada* se refiere a insulina NPH o Lente, e *insulina clara* se refiere a Regular, Novolog, Humalog o Apidra).

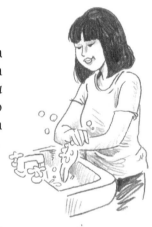

1. Lave sus manos.

2. Reúna su equipo: insulinas, jeringuilla y alcohol.

3. RUEDE (20 veces) las botellas de insulina entre sus manos—esté seguro que la insulina está bien mezclada.

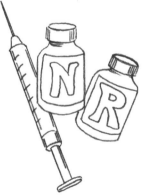

4. Limpie los topes de las botellas de insulina con alcohol y déjelas secar.

5. Ponga la aguja en la botella de insulina clara y vírela completamente boca abajo. Tire del émbolo

para llenar la jeringuilla con más insulina de la que usted necesita (alrededor de 10 unidades más).

6. Empújelo todo en la botella y repita el último paso.

7. Ahora mida la cantidad exacta de insulina clara que usted necesita.

8. Verifique la jeringuilla para burbujas de aire, porque éstas toman el lugar de la insulina en la jeringuilla y le prevendrá de tomar la cantidad correcta. Si ve alguna burbuja, repita los pasos 6 y 7.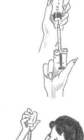

9. Ahora ponga su aguja en la botella de la insulina nublada y SUAVEMENTE saque la cantidad de insulina nublada que usted necesite. Recuerde, que usted ya tiene insulina clara en su jeringuilla, así que la cantidad total de insulina en su jeringuilla debe ser igual al TOTAL de ambas la insulina clara y nublada.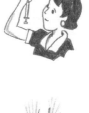

A través del proceso de preparar la insulina y ponerse la inyección, sea muy cuidadoso de no tocar la aguja o dejarla caer. Si usted ensucia la aguja, bote la jeringuilla y empiece de nuevo con una nueva.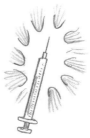

Una versión más corta de preparar dos insulinas:

1. Ruede las botellas de insulina (20 veces), limpie los topes.
2. Ponga la aguja en la botella de insulina clara—mantenga la aguja en la botella y vírela boca abajo. Tire hacia abajo rápidamente—más de lo que necesita.
3. Empuje toda la insulina en la botella.
4. Nuevamente, tire hacia abajo rápidamente—más de lo que necesita.
5. Mida la cantidad exacta de insulina clara que necesita.
6. Verifique para burbujas de aire.
7. Ponga la aguja en la insulina nublosa y tire hacia abajo suavemente hasta la cantidad total de insulina que usted necesita.

_____ unidades de insulina clara (Regular, Novolg, Humalog o Apidra)

_____ unidades de insulina nublosa (NPH)

_____ Cantidad TOTAL de insulina para inyectar

CÓMO PONERSE SU INYECCIÓN

Ahora usted está listo para ponerse su inyección. Estos pasos están resumidos para guiarlo.

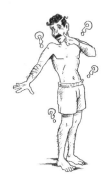

1. Escoja el área para su inyección—si es necesario, límpiela con agua y jabón. Si utiliza alcohol, deje la piel secar antes de inyectar la insulina.
2. Pellizque la piel entre su dedo pulgar y dedos.
3. Aguante la jeringuilla como un lápiz e inserte la aguja a 90 grados o a 60 grados en su piel. Su educador de diabetes le guiará para su ángulo.

4. Inyecte su insulina.

5. Cuente 2 segundos y saque la aguja.

Antes de movernos a otra sección nos gustaría que usted pensara acerca de cómo tirar sus jeringuillas usadas. Si tira las jeringuillas en el bote de basura, alguien al vaciar la basura puede clavarse, y el clavarse con una aguja usada puede resultar en problemas serios.

Coloque sus jeringuillas en un envase cerrado como en botellas de blanqueador o detergentes, envases de cartón de leche o en botellas de soda de 2-litros. ¡NO CORTE LAS AGUJAS! Si deja caer una, puede que no la encuentre. Cuando el envase esté lleno, séllelo y tire todo.

Para que esté seguro que nadie podrá usar sus jeringuillas usadas, sáquele el émbolo y tirelos separadamente de las jeringuillas.

NO tire sus jeringuillas negligentemente.

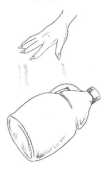

COLQUE sus jeringuillas usadas en un envase cerrado. Cuando el envase esté lleno, séllelo y tire el envase completo. Usted también puede verificar con su ciudad para ver si ellos prefieren que usted tire sus jeringuillas directamente a la basura.

ÁREAS DE INYECCIÓN

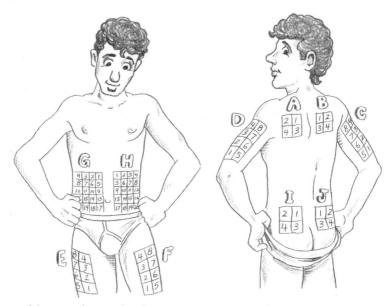

Los dibujos de arriba le muestran áreas de su cuerpo que son mejores para las inyecciones de insulina porque están lejos de articulaciones, nervios y vasos sanguíneos grandes.

Hay tres maneras de rotar sus lugares de inyección. Una manera es utilizar todos los lugares de inyección en un área (por ejemplo 1–8 en la cajas C y D) antes de moverse a la siguiente área. La segunda manera es utilizar solamente el abdomen y hacer uso de todos los lugares que usted tiene en esa área. La tercera manera es escoger áreas específicas para ciertos tipos de insulina u horas del día. Pregunte a su doctor o educador de diabetes para consejos.

Usted puede necesitar cambiar su patrón cuando planifique hacer ejercicio. La insulina inyectada cerca de un músculo que va a ser usado en ejercicio absorberá más rápidamente por el aumento del flujo de sangre. Esto le da un riesgo mayor de tener hipoglucemia, así que, en ocasiones, usted podrá necesitar cambiar su patrón de inyección y usar un área lejos de los músculos que planifica usar durante los ejercicios.

Es importante que ROTE SUS LUGARES para que no desarrolle abscesos, infecciones o se endurezca el área del lugar de inyección. Póngase sus inyecciones a $^1/_2$ pulgada de distancia (el ancho de su dedo). Las insulinas U-100 son más puras que insulinas más viejas, y son menos probables que causen problemas en la piel por un uso a largo plazo.

Nosotros fuertemente recomendamos que un miembro de la familia o un amigo cercano sepa como ponerle sus inyecciones de insulina. Pueden haber momentos cuando usted esté demasiado enfermo para ponerse su inyección, o sólo quiere un día libre de vez en cuando. A lo mejor otros pueden alcanzar lugares que usted no puede alcanzar. Su brazo es el lugar más difícil para ponerse una inyección correctamente, así que deje que otros usen este lugar. Para niños, los lugares localizados en las nalgas y los hombros son los mejores lugares que pueden usar los padres y otros.

BOMBAS DE INSULINA

Otra manera de recibir insulina es mediante una bomba de insulina. Las bombas operan con baterías, son del tamaño de un buscapersonas ("pager"), y pesan unas cuantas onzas. Normalmente, el suministro de un día de insulina es liberado al cuerpo a través de un tubo plástico delgado con una aguja insertada debajo de la piel en el abdomen (la aguja necesita ser cambiada cada 2 días). Una cantidad fija de insulina (llamada insulina básica) es dada continuamente, y luego dosis adicionales de insulina (llamada bolus) son dadas a las horas de las comidas. El azúcar en la sangre es analizado frecuentemente a través del día, y la bomba es ajustada para dar la cantidad de insulina que el cuerpo necesita.

El usar una bomba de insulina puede proveer mejor control del azúcar en la sangre debido a la infusión constante de insulina, el monitoreo cuidadoso del azúcar en la sangre y el ajuste frecuente de las dosis de insulina.

Si usted desea más información acerca de las bombas de insulina, por favor hable con su doctor, educador de diabetes o vaya a estos sitios web:

medtronicminimed.com
Animascorp.com
deltecozmo.com
ttmedical.com

RECUERDE: Todos estos medicamentos ayudan a controlar su azúcar en la sangre; éstos no pueden lograrlo solos ni pueden curar la diabetes. Los MEDICAMENTOS nececistan SU AYUDA para funcionar.

Siga su plan   Haga ejercicio   Analice su azúcar
de comida   en la sangre

Análisis de Laboratorio

AZÚCAR EN LA SANGRE EN AYUNO

Este análisis mide la cantidad de azúcar en su sangre después de haber ayunado por 8–12 horas. Un resultado normal de azúcar en la sangre en ayuno es por debajo de los 100 miligramos. Vea la página 28 para rangos aceptables para aquellos que tienen diabetes.

Cuando usted vaya a tener un análisis de azúcar en la sangre en ayuno, no coma o beba después de media noche la noche anterior hasta que la muestra de sangre es sacada en la mañana (pequeños sorbos de agua son permitidos).

Si usted tiene diabetes, no tome su medicamento para la diabetes hasta que su sangre sea sacada *y usted esté listo para comer.*

AZÚCAR EN LA SANGRE DESPUÉS DE COMER

Este análisis mide la cantidad de azúcar en su sangre dos horas después de que usted haya comido una comida normal. Cuando su doctor ordene este análisis, usted debe

1. Tomar su medicamento para la diabetes como de costumbre.
2. Comer su comida normal en su horario normal.

3. Sacarse la sangre dos horas más tarde—2 horas después de comenzar la comida.

Si su azúcar en la sangre es muy alto, puede significar que necesita cambios en su plan de comida, insulina o medicamento oral. Si su azúcar en la sangre está bajo un buen control, los resultados deben estar en el rango aceptable (menos de 160).

RECUERDE: Un análisis de una sola vez de azúcar en la sangre en ayuno o después de comer puede no reflejar su control TOTAL—estos análisis son usados solamente como guías para usted y su doctor.

GLICOLHEMOGLOBINA O HEMOGLOBINA A1c

glicol = azúcar

hemoglobina = células rojas de la sangre

El azúcar se adhiere a la hemoglobina (células rojas de la sangre) y se queda ahí por la vida de las células, la cual es alrededor de 120 días.

El resultado de estos análisis de sangre le dicen a usted y su doctor cuán bien su azúcar en la sangre ha sido controlada en los pasados tres meses. Piense en esto como un promedio de todos los azúcares en la sangre por ese período de tiempo. El valor normal puede variar de laboratorio a laboratorio, así que debe preguntar a su doctor por el valor normal. Generalmente será cerca de 4–6%.

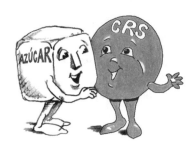

A continuación tenemos una tabla para ayudarlo a ver los resultados de la hemoglobina A1c y como se compara con el azúcar en la sangre promedio:

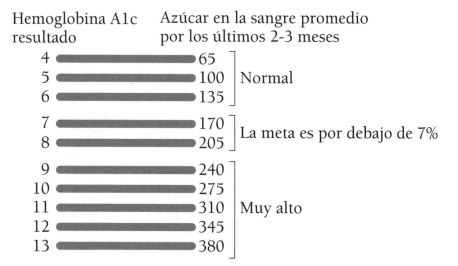

Hemoglobina A1c resultado	Azúcar en la sangre promedio por los últimos 2-3 meses	
4	65	
5	100	Normal
6	135	
7	170	
8	205	La meta es por debajo de 7%
9	240	
10	275	
11	310	Muy alto
12	345	
13	380	

Una hemoglobina A1c por debajo 7% se considera, aceptable, pero es preferible tenerla más cerca al 6.5%. Usted debe hacerse un análisis para hemoglobina A1c de cada 3–6 meses. Hable con su doctor sobre cuán frecuente usted debe hacerlo. No necesita ayunar para este análisis a menos que su doctor ordene un análisis de laboratorio en ayuno para hacerse al mismo tiempo.

ANÁLISIS DE TOLERANCIA A LA GLUCOSA ORAL (ATG)

A veces este análisis se usará para diagnosticar diabetes o prediabetes. Si este análisis es necesario, hay cinco pasos para seguir:

1. Usted debe ponerse en una dieta alta en carbohidratos (150–300 gramos) por tres días antes del análisis y su actividad debe ser sin restricciones.

2. Después del tercer día, no coma desde la media noche hasta después del análisis la mañana siguiente (pequeños sorbos de agua son permitidos).

3. Antes de desayunar, vaya al laboratorio, donde le sacarán sangre.

4. Entonces le darán un líquido de glucosa para beber, el cual será de un sabor muy dulce.

5. El técnico de laboratorio le sacará muestras de sangre y orina, en ayuno, a 1 y 2 horas.

Usted podrá comer después de que el análisis se haya completado.

Ejercicio

Ha sido comprobado que el ejercicio es EXTREMADAMENTE importante en el control del azúcar en la sangre. De hecho, para la mayoría de las personas con diabetes Tipo 2, ejercicio en combinación con pérdida de peso es todo lo que se necesita para controlar su azúcar en la sangre.

Durante el ejercicio, las células del cuerpo son mucho más sensibles a la insulina y glucosa, permitiéndole al cuerpo quemar la glucosa para energía y requerir menores cantidades de insulina— operando éste con la "resistencia a la insulina" (vea la página 3).

LOS BENEFICIOS

Son muchos los beneficios del ejercicio:

Le ayuda a perder peso.

Es útil para mantener su peso.

Es útil para reducir la cantidad de medicamentos (insulina y medicamento oral) que usted debe tomar.

Puede reducir su azúcar en la sangre.

Reduce su presión sanguínea.

Reduce su pulso en reposo.

Fortalece su corazón.

Aumenta su colesterol HDL (bueno).

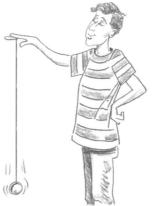

Aumenta la circulación de la sangre.

Aumenta su energía.

Reduce los efectos de tensión en su cuerpo.

Ayuda a sus pulmones a trabajar mejor, haciendo el respirar más fácil.

Le hace sentirse mejor acerca de usted mismo.

Todos estos beneficios por el ejercicio se traducen en un cuerpo en "condición física", esto es, un cuerpo que su corazón, pulmones y músculos pueden trabajar mejor con menos esfuerzo.

LOS TIPOS

Hay diferentes tipos de ejercicios que hacen diferentes cosas por su cuerpo. Veamos cuáles son.

Los EJERCICIOS ISOMÉTRICOS contraen los músculos sin producir movimiento. En otras palabras, éstos tensan los músculos contra otros músculos u objetos que no se mueven. Algunos músculos son fortalecidos, pero éstos producen tensión dentro de los músculos, causando un aumento en la presión sanguínea. Por esta razón, personas con presión sanguínea alta, problemas del corazón o retinopatía diabética (vea la página 173) deben evitar estos ejercicios.

Los EJERCICIOS ISOTÓNICOS tonifican los músculos y queman calorías. Éstos son usualmente actividades de parar-y-empezar como calistenias, trabajo de la casa y jardín, jugar bolos y golf. Debido a que no son actividades continuas, éstas solas no pueden, ponerlo en buena condición física. Éstas (las calistenias particularmente) son buenas actividades para *formar* parte de su programa completo de ejercicios.

Los EJERCICIOS ANAEROBIOS son ejercicios que envuelven mucho movimiento de los músculos pero nunca duran lo suficiente para afectar su condición física. Algunos ejemplos incluyen caminar cinco pisos de escaleras, una carrera rápida al bus, una carrera de 100 yardas y natacions rápidas. El hacer esto ocasionalmente no lo ayudará a desarrollar una condición física.

Los EJERCICIOS AERÓBICOS son actividades continuas que usan grupos de músculos principales y duran lo suficiente para utilizar oxígeno y subir el pulso a niveles que desarrollan y mantienen la condición física. Algunos ejemplos son caminar, correr, nadar, montar en bicicleta, bicicletas estacionarias, ejercicios en ruedas de andar o máquinas de remar y brincar cuerda. Éste es el tipo de ejercicio que usted debe hacer para alcanzar todos los beneficios enumerados en las páginas 147–148 y tener su cuerpo en condición física.

El mejor programa de ejercicio combina ejercicios isotónicos y aeróbicos. Cuando planifique la parte aeróbica, usted debe escoger más de una actividad. Un día usted puede disfrutar caminar y el próximo puede tratar nadar. El cambiar las actividades le ayuda a usar los diferentes músculos.

LAS PARTES DE UN PROGRAMA DE EJERCICIO

Un programa completo de ejercicio incluye 4 partes:

1. Calentamiento   3. Entrenamiento o ejercicio aeróbico

2. Estiramiento   4. Enfriamiento

Calentamiento La sesión de calentamiento es 5 minutos de caminar o una versión suave de la actividad aeróbica que planifica hacer. Esto permite aumentar su pulso lentamente y que la sangre fluya a sus músculos.

Estiramiento Permita de 5–10 minutos para ejercicios de estiramiento para soltar sus músculos y coyunturas y prevenir dolores en los músculos y lesiones.

Estire todos los músculos de su cuerpo—cuello, hombros, espalda, brazos, abdomen, caderas, piernas, tobillos y pies. Tenga cuidado de no brincar durante su estiramiento o de estirar hasta el punto de sentir dolor.

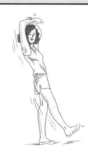

Entrenamiento o ejercicio aeróbico Ésta es la parte principal de su programa de ejercicio, donde usted fortalece su corazón y pulmones y mueve su cuerpo hacia una mejor condición física. Al comienzo le será posible hacer la actividad que escoja por 1–5 minutos, pero usted debe aumentar *gradualmente* su ejercicio hasta 20–30 minutos de actividad continua.

Enfriamiento La sesión de enfriamiento es realmente una combinación de los períodos de calentamiento y estiramiento. Haga su actividad aeróbica a un paso lento por cerca de 5 minutos, y después haga los ejercicios de estiramiento por otros 5 minutos. Esto le permite bajar su pulso y circulación.

¿Qué actividad aeróbica planea hacer usted?

QUÉ TAN FUERTE EJERCITARSE

Su pulso es la medida de que tan fuerte su corazón está trabajando. Para obtener el mayor beneficio de su ejercicio, su pulso debe alcanzar y mantener (por 20–30 minutos) un cierto número de latidos por minuto durante el entrenamiento o ejercicio aeróbico. Esto es conocido como su PULSO IDEAL.

¿Cómo determina su pulso ideal? Siga los siguientes pasos:

1. Reste su edad de 220 para determinar su pulso máximo.

2. Cuando primero comience un programa de ejercicio, es mejor mantener su pulso entre 60 y 75% de su pulso máximo. Multiplique su pulso máximo por 0.6 (60%) y luego por 0.75 (75%), esto le da el rango de su pulso ideal.

3. Después de haber estado ejercitándose por un tiempo, usted querrá mantener su pulso entre 75 y 85% de su pulso máximo. Multiplique su pulso máximo por 0,75 (75%) y después por 0,85 (85%) para obtener el rango de su pulso ideal.

Una manera fácil de medir su pulso es contando el número de latidos en 6 segundos y luego añadirle un cero. Esto le da un estimado de su pulso por minuto.

Ejemplo # 1 Juan tiene 55 años de edad y quiere estar seguro de que está alcanzando y manteniendo su pulso ideal durante su entrenamiento o la parte de ejercicio aeróbico. Para calcular su pulso ideal, tome

220
−55 (Edad de Juan)
= 165 (Pulso máximo para Juan)

0,6 × 165 = 99 (60% del pulso máximo para Juan)

0,75 × 165 = 124 (75% del pulso máximo para Juan)

Debido a que Juan está recién comenzando su programa de ejercicio, lo mejor es mantener su pulso entre 99 y 124 (60–75% de su pulso máximo).

Ejemplo #2 Juanita tiene 65 años de edad y por los pasados 12 meses ha estado caminando para ejercicio. Ella quiere estar segura de que está alcanzando y manteniendo su pulso ideal durante el ejercicio. Para calcular el pulso ideal para Juanita, tome

220
−65 (Edad de Juanita)
= 155 (Pulso máximo para Juanita)

0,75 × 155 = 116 (75% del pulso máximo para Juanita)

0,85 × 155 = 132 (85% del pulso máximo para Juanita)

Debido a que Juanita se ha estado ejercitando por un tiempo, ella debe mantener su pulso entre 116 y 132 (75–85% de su pulso máximo).

Calcule su propio pulso ideal, o use esta tabla como guía.

	Latidos por Minuto		
Edad	*60%*	*75%*	*85%*
20	120	150	170
25	117	146	166
30	114	142	161
35	111	138	157
40	108	135	153
45	105	131	148
50	102	127	144
55	99	123	140
60	96	120	136
65	93	116	131
70	90	112	127
75	87	108	123
80	84	105	119

Para los 3 niveles, mis pulsos ideales son

60%_____

75%_____

85%_____

CUIDADO: DISCUTA SU PULSO IDEAL CON SU DOCTOR. Puede que algunos de ustedes estén tomando medicamentos que no permiten que su pulso aumente durante el ejercicio y por lo tanto esta información no funcionará para ustedes. Usted necesitará instrucciones especiales.

Durante el entrenamiento o parte de ejercicio aeróbico tome su pulso para determinar si se está ejercitando a su pulso ideal. Verifique su pulso cerca de los 3 minutos de haber comenzado el ejercicio, después tome su pulso nuevamente un poco más allá de la mitad.

Si su pulso está dentro de su rango ideal	→	usted está trabajando su corazón y pulmones correctamente.
Si su pulso está por encima de su pulso ideal	→	usted está trabajando muy duro, así que baje la intensidad un poco.
Si su pulso está por debajo de su pulso ideal	→	usted no está trabajando suficiente, así que acelere un poco.

Cómo Tomar Su Pulso

Cuando tome su pulso va a necesitar un reloj con una manecilla de segundos.

1. Tome los primeros dos dedos de una mano y póngalos en el hueso de la muñeca en el lado del dedo pulgar de la otra mano.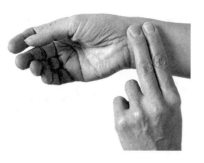

2. Mueva sus dedos aproximadamente un cuarto de pulgada hacia la parte de abajo de su muñeca.

3. Cuando sienta el latido (su pulso), cuente el número de latidos por 6 segundos.

4. Añádale un cero a este número. Éste es su pulso por minuto.

Si usted no desea medir su pulso, una manera simple de juzgar su ejercicio es:

No está esforzándose → puede cantar mientras hace
lo suficiente ejercicio

Está esforzándose → puede hablar, pero un poco sin
lo suficiente aliento

Se está esforzando → tan corto de aliento que no puede
demasiado hablar

CUÁN A MENUDO HACER EJERCICIO

SEA CONSISTENTE, y ejercítese un mínimo de cuatro a cinco veces por semana. Haga ejercicio por lo menos un día sí y uno no. No haga ejercicio por tres días corridos y luego pare por los próximos cuatro.

- Si usted está haciendo ejercicio para perder peso, debe hacer ejercicio de 5 a 6 veces por semana.
- El ejercitarse un día sí y uno no le da tiempo a los músculos a descansar.

¿Qué días planea hacer ejercicio usted?

CUÁNDO HACER EJERCICIO

Si no está seguro acerca de cuando exactamente hacer ejercicio, discuta con su doctor, educador de diabetes o especialista de ejercicio cuál puede ser la mejor hora del día para usted.

- Haga ejercicio cuando su azúcar en la sangre tiende a estar más alto—de 1 a 2 horas después de una comida o en la mañana antes de tomar su medicamento para la diabetes y de comer su desayuno.

- Si lo mejor para usted es hacer ejercicio justo antes de una comida, pregúntele a su doctor o educador de diabetes si necesita hacer algún ajuste a sus alimentos y/o medicamentos.

¿Qué hora del día es la mejor para hacer ejercicio?

CUÁNDO NO HACER EJERCICIO

- Si usted tiene diabetes Tipo 1 y su azúcar en la sangre antes del ejercicio es sobre 250, salte la sesión de ejercicio—esto puede subir su azúcar en la sangre todavía más.
- Si usted tiene diabetes Tipo 1, analice su orina para cetonas antes de hacer ejercicio. Si éstas son negativas (no cetonas en la orina), haga ejercicio. Si hay cetonas en la orina, no haga ejercicio.
- No haga ejercicio si está enfermo.

SEÑALES DE ALERTA PARA DEJAR DE HACER EJERCICIO

Si usted siente cualquiera de estos síntomas durante el ejercicio, deténgase y descanse.

- Dolor o presión en el pecho
- Sentirse mareado o débil
- Sentirse más cansado de lo normal
- Ritmo cardiaco irregular
- Sudor excesivo
- Dificultad para respirar

Si los síntomas duran más de 5 minutos después de haber dejado de hacer ejercicio, busque atención médica inmediatamente.

GUÍAS PARA HACER EJERCICIO

■ Escoja una actividad que usted disfrute.

■ DISCUTA SUS PLANES PARA EJERCICIO CON SU DOCTOR O EDUCADOR DE DIABTES ANTES de empezar su programa.
Esto es importante para aquellos que tienen diabetes, pero especialmente para aquellos que tienen cualquiera de las complicaciones de la diabetes (vea las páginas 181–187) o cualquier otro problema de salud.

■ Es sabio evitar actividades que requieren un grupo de personas, debido a que usted dependerá de muchas personas para hacer su ejercicio. También es sabio no hacer ejercicio solo. Escoja una persona para que sea su compañero de ejercicio, luego ustedes se pueden animar y apoyar uno al otro.

■ Cuando esté sólo comenzando, usted será capaz de hacer ejercicio de entrenamiento o aeróbico a su nivel por sólo unos pocos minutos al mismo tiempo. Sea paciente y agregue su tiempo gradualmente hasta 20–30 minutos por sesión de ejercicio aeróbico.

■ Tenga un conocimiento profundo de hipoglucemia, también de cómo tratar o prevenir una reacción. ¡ESTÉ PREPARADO! *Siempre* lleve comidas rápidas de azúcar consigo.

■ Siempre tenga una identificación de diabetes consigo (vea las páginas 167–168).

■ Siga verificando su azúcar en la sangre—esto le dará información acerca de ajustes de alimentos o medicamentos que pueden ser necesarios, o si debe o no hacer ejercicio en un día en particular y cómo el ejercicio afecta su azúcar en la sangre.

■ Discuta con su doctor o educador de diabetes SUS NECESIDADES para ajustar la medicación y/o alimentos antes, durante o después de hacer ejercicio.

■ Espere 1 hora después de comer una comida antes de hacer ejercicio, para permitir que sus alimentos sean digeridos.

- Si usted usa insulina, inyéctela en un área que no va hacer utilizada durante el ejercicio (vea la página 140). Si la insulina es inyectada en un área que va a hacer ejercitada, va a hacer absorbida más rápidamente y posiblemente cause azúcar en la sangre bajo. Por ejemplo, si usted va a caminar o correr, debe inyectar la insulina en su brazo o abdomen y no en un lugar en su pierna.

- Beba suficientes fluidos antes, durante y después de ejercitarse.

- Preste atención a sus pies—use zapatos que le acomoden bien y sean cómodos. Verifique sus pies diariamente para dolores, ampollas y callos.

RECUERDE: EL EJERCICIO ES TRATAMIENTO. Mientras más ejercicio haga menos medicamentos necesitará.

FUENTES DE INFORMACIÓN PARA EJERCICIO

Aerobics for Women, por Mildred Cooper y Kenneth Cooper, M.D., M.P.H. Bantam Books, New York, 1972.

The Aerobics Program for Total Well-Being: Exercise, Diet & Emotional Balance, por Kenneth Cooper, M.D., M.P.H. Bantam Books, New York, 1982.

Armchair Fitness: Aerobics, un vídeo con tres rutinas de 20 minutos para movimientos de estiramiento y fortalecimiento con música para todo aquel que le sea posible sentarse en una silla. Disponible a través de Joslin Diabetes Center, Boston.

Vídeos de Bailes con Sillas, por Jodi Stolove. Disponible a través de Chair Dancing Internacional, Inc., 2658 Del Mar Heights Road, Del Mar, CA 92014. Llame al (800)551-4FUN o al Fax (858)793-0747 o www.chairdancing.com.

Diabetes Sport and Exercise Book, por Claudia Graham, Ph.D., C.D.E.; Barbara Toohey y June Biermann. Lowell House, Los Angeles, 1995.

Diabetes: Your Complete Exercise Guide, por Neil F. Gordon, M.D., Ph.D. Human Kinetics Publishers, Champaign, IL, 1993.

The Fitness Book for People with Diabetes, por W. Guyton Hornsby, Jr., Ph.D., C.D.E., 1994. Susan H. Lau, American Diabetes Association, Alexandria, VA.

The Ultimate Fit or Fat, por Covert Bailey, Houghton Mifflin Co., New York, 1999.

Diabetes Exercise and Sports Association, 8001 Montcastle Dr. Nashville, TN 37221 ó (800) 898-4322 o www.diabetes-exercise.org. La membresía incluye el boletín informativo "The DESA Challenge".

The Diabetic Athlete, por Sheri Colberg, Ph.D. 2001.

Días de Enfermedad

Resfriados, influenza, infecciones, lesiones, cirugía y momentos estresantes pueden subir sus niveles de azúcar en la sangre y aumentar su necesidad de insulina. Cuando su azúcar en la sangre aumenta, es hora de poner en acción su plan para día de enfermedad. ANTES de que surja la necesidad, ¡prepare SU plan para día de enfermedad con su doctor o educador de diabetes para que ESTÉ PREPARADO!

Si usted no tiene todavía un plan para día de enfermedad, siga las siguientes sugerencias:

- NUNCA omita su dosis diaria de insulina o medicamento oral. Use su dosis normal.
- Analice su azúcar en la sangre al menos 2–4 veces al día (antes de cada comida y a la hora de dormir)—en algunas ocasiones usted necesitará analizarse cada 2 horas.
- Si usted tiene diabetes Tipo I, analice su orina para cetonas por lo menos 4 veces al día.
- Llame a su doctor para ayuda

    Si su azúcar en la sangre es difícil para controlar o es mayor de 300 mg

Si está vomitando o tiene diarreas severas o fiebre

Si la enfermedad dura más de 72 horas sin ninguna mejoría

Si sus análisis de orina son positivos para cetonas

■ Conserve su energía—¡DESCANSE!

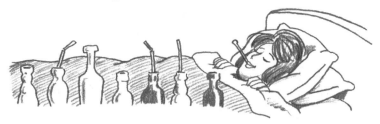

■ Beba grandes cantidades de agua y líquidos sin azúcar. Algunos ejemplos son Propel, té descafeinado, gaseosa sin azúcar, jugos sin azúcar, Snapple sin azúcar y aguas carbonatadas sin azúcar. Si no le es posible comer sus comidas normales, trate de comer las partes de carbohidratos en su dieta en líquidos o semi-líquidos—gaseosas regulares[1], caldos (use aquellos libre de sodio si tiene una restricción), frutas, jugos de frutas, Jell-O y cosas así. Usted debe ingerir cerca de 10–20 gramos de carbohidratos cada 1–2 horas mientras esté despierto. Verifique sus listas de opciones para leche, pan y fruta para alimentos, cantidad y contenido de carbohidratos.

Fruta: 1 porción = 15 gramos de carbohidratos

Leche: 1 porción = 12 gramos de carbohidratos

Pan: 1 porción = 15 gramos de carbohidratos

■ Vuelva a su patrón normal de comer tan pronto como sea posible.

Cuando usted está enfermo usted puede desear tomar medicamentos para ayudar a aliviar sus síntomas. Hay muchos medicamentos sin receta para ayudarlo, pero sea cuidadoso cuando los escoja. Verifique los ingredientes del medicamento—

---

[1]Si sus análisis para sangre están altos para azúcar, use bebidas sin azúcar en vez de bebidas con azúcar.

azúcar, alcohol, dextrosa, etc. Algunos medicamentos afectan su azúcar en la sangre o presión sanguínea, así que pregúntele a su farmacéutico para que le ayude a conseguir el correcto.

Contenido de Carbohidratos en Alimentos Comunes

Cantidad	Alimento	Gramos de Carbohidratos
1/2 taza	gaseosas regulares(7-Up, cola, gaseosa de jengibre), no de dieta	10
1/3 taza	Jell-O regular	15
1/2 taza	jugo de manzana o piña	15
1/3 taza	jugo de uva o ciruela	15
1/2 taza	jugo de naranja o toronja	15
1/2 taza	helado de vainilla	15
1/4 taza	sorbete	15
1/2 taza	yogur congelado	15
1 rebanada	tostada	15
6	galleta salada	15
7	galleta Ritz	15
3 cuadrados de 2 1/2 pulgadas	galleta de trigo entero (graham)	15
1/2 de uno doble	Popsicle regular	10
3/4 taza	Gatorade regular	15
1/2 taza	cereal cocido	15
1/2 taza	natillas o pudín regular	15
1/3 taza	tapioca	15
2 tazas	sopas a base de caldo, mezclado con agua	15
1 taza	sopa cremosa	15

Contenido de Carbohidratos en Alimentos Comunes (cont)

Cantidad	Alimento	Gramos de Carbohidratos
1 taza	yogur natural o sin azúcar	12
1 cucharada	almíbar de Coke	10
$^1/_2$ taza	pudín sin azúcar	15

MI PLAN PARA DÍA DE ENFERMEDAD:

¿Cuán tan frecuente tengo que analizar mi azúcar en la sangre cuando estoy enfermo?

_____

¿Necesito analizar mi orina para cetonas?

_____

Si la respuesta es sí, ¿qué tan frecuente?

_____

¿Cuándo debo llamar a mi doctor?

_____

¿Quién me ayudará a controlar mi azúcar en la sangre cuando esté enfermo?

_____

¿Quién me ayudará a administrar mis medicamentos cuando esté enfermo?

_____

¿Quién me ayudará a administrar mis alimentos y líquidos cuando esté enfermo?

_____

Plan de medicamentos (cómo ajustar mi insulina o medicamento oral) para enfermedad:

_____

_____

_____

CAPÍTULO 12

La Higiene Personal

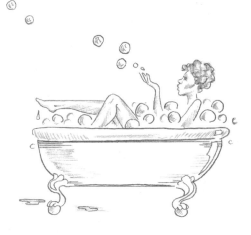

Su piel es la primera línea de defensa del cuerpo contra las infecciones. Es muy importante mantenerla limpia, como también protegerla de grietas, cortaduras, llagas, etc. debido a que las infecciones pueden crear un caos con su habilidad para controlar su azúcar en la sangre.

Cuando el azúcar en la sangre es controlado pobremente, la diabetes puede causar la disminución del suministro de sangre a las piernas y los pies, llevando a una mala cicatrización. Si usted fuma, la nicotina de los cigarrillos puede dañar los vasos sanguíneos, también causando una disminución del flujo de sangre a las piernas y los pies.

El azúcar en la sangre que no se controla bien puede dañar los nervios, resultando en la pérdida de sensación. Cuando las piernas y los pies están dormidos, no es posible que usted sienta dolor cuando sus pies están lesionados. Un suministro pobre de sangre y falta de sensación hace bastante fácil que un problema pequeño se vuelva un problema serio rápidamente.

El primer paso para prevenir los problemas en los pies es tener un buen control sobre su nivel de azúcar en la sangre. El segundo paso es tener buenos hábitos del cuidado de los pies para prevenir lesiones a sus pies. Finalmente, BUSQUE AYUDA MÉDICA INMEDIATAMENTE para cualquier problema como cortaduras o ampollas que no se estén sanando o callos.

EL CUIDADO DE LA PIEL

Las bacterias, levaduras y hongos se encuentran en la piel de todas las personas. Éstos tienden a instalarse y formar infecciones de la piel en áreas del cuerpo que son oscuras, húmedas y cálidas. Éstas incluyen el área vaginal e ingle, la axila y el pliegue de los senos.

Notifique a su doctor si usted

- Tiene un picor inusual
- Se da cuenta de una pestilencia o descarga
- Se da cuenta de una erupción
- Se da cuenta de una cortadura o hematoma que no sana

Recuerde, las infecciones de la piel pueden ser fastidiosas y peligrosas. Si las encuentra temprano, éstas pueden ser tratadas fácilmente y usted las puede prevenir con un buen control de su azúcar en la sangre.

Nuevamente, NO UTILICE remedios caseros.

EL CUIDADO DE LOS PIES

Aquí tiene una lista de algunos de los SI y NO para el cuidado de los pies:

SI (COSAS QUE SE DEBEN HACER)

- MIRE TODAS LAS ÁREAS de sus pies y piernas diariamente. Use un espejo si es necesario para ver todas las áreas de sus pies.

- Séquelas completamente, especialmente entre los dedos, con una toalla suave.

- Aplique una loción para suavizar su piel—pero no entre sus dedos.

- Lávese los pies en agua tibia con jabón suave.

- Corte sus uñas derechas en línea recta y lime las esquinas de manera que no haya puntas puntiagudas.

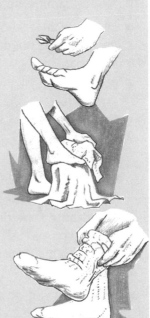

- Use zapatos todo el tiempo para proteger sus pies. Las zapatillas para la casa no deben ser usadas todo el día.

- Esté seguro que sus zapatos son cómodos y que le acomodan bien.

- Cambie sus calcetines y medias de nilón diariamente.

- Empiece con zapatos nuevos lentamente—úselos por sólo 30 minutos el primer día y aumente su tiempo de uso media hora cada día.

- Las uñas encarnadas, callos, callosidades, etc. deben ser tratados por su doctor o podiatra (un especialista de pies).

■ El polvo para los pies (use poca cantidad) puede ayudar a reducir la humedad causada por el sudor de los pies.

■ Regla de las 24 a 48 horas—Si cualquier herida en sus pies no está sanado bien dentro de 24–48 horas, busque ayuda médica. No se demore en obtener tratamiento rápido y apropiado para cualquier cosa anormal en sus pies.

NO (COSAS QUE SE DEBEN EVITAR)

■ Nunca camine descalzo.

■ Evite los calcetines y las medias de nilón que puedan causar ampollas.

■ Evite el frió o calor extremo— no use botellas de agua caliente, paquetes de hielo o almohadillas de calor en sus pies. No pruebe la temperatura del agua con su pie—use su codo.

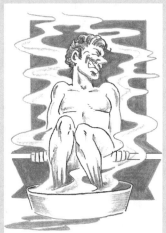

■ No intente remedios caseros para callos, callosidades u otras llagas. Vea a su doctor o un podiatra.

■ Evite las ligas u otras telas restrictivas en sus pies y piernas.

■ Evite el cruzar sus piernas.

■ No remoje sus pies rutinariamente a menos que sea aprobado por su doctor o podiatra.

■ No fume—esto reduce el flujo de sangre a sus piernas y pies.

RECUERDE: EVITE LOS REMEDIOS CASEROS—vea a su doctor inmediatamente para tratamiento.

CAPÍTULO 13

Identificación Médica

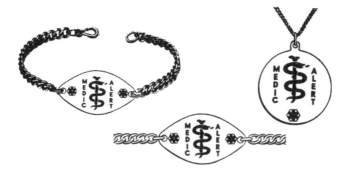

Es de máxima importancia que usted tenga algún tipo de identificación de diabetes EN SU PERSONA todo el tiempo.

Hay varias maneras de obtener tal identificación. Usted puede obtener una a través de su capítulo local de la Asociación Americana de Diabetes (American Diabetes Association; su número de teléfono lo puede encontrar en la guía telefónica). Muchas farmacias y joyerías tienen varias formas de identificación médica como pulseras y collares. A través de la Fundación de Alerta Médica (Medic Alert Foundation) usted puede obtener una identificación que incluya alergias o problemas médicos en adición a la diabetes.

Su dirección y número de teléfono son 2323 Colorado Avenue, Turlock, CA 95382, (888)633-4298 o el sitio web www. medicalert.org, fax (209)669-2450. Usted puede obtener una solicitud en la mayoría de las farmacias, hospitales y capítulos de la Asociación Americana de Diabetes o escribiendo directamente a la Fundación de Alerta Médica.

CAPÍTULO 14

El Estrés

El estrés afecta a todo el mundo. Puede ser físico (como dolor, deshidratación, fiebre, enfermedad, accidente o hipoglucemia) o emocional (como coraje, miedo o molestia).

Algo de estrés es normal, pero el estrés prolongado puede llevar a la hiperglucemia (niveles altos de azúcar en la sangre).

Durante situaciones estresantes se producen ciertas hormonas de "estrés" en el cuerpo de las personas. Estas hormonas son adrenalina, glucagón, hormona de crecimiento y cortisol. Éstas trabajan para subir el azúcar en la sangre en respuesta a la situación estresante. Esta glucosa adicional puede llevar a la hiperglucemia, y en algunas personas con diabetes Tipo 1, a la cetoacidosis.

Si usted no puede reducir o liberar su estrés, usted necesita aprender a manejarlo. El primer paso es el reconocer algunos de los signos del estrés—fruncir el ceño, apretar los dientes, moverse nerviosamente, boca o quijada tiesa, tragar nerviosamente, respiración rápida y profunda, aguantar la respiración, hombros encorvados, tortícolis o cuello tieso, puños tiesos, cansancio continuo, problemas con el sueño, latidos del corazón rápidos y sudor.

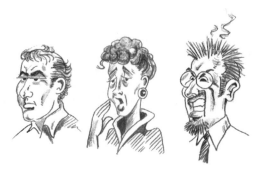

Si su estrés es causado por una enfermedad, consulte a su médico para obtener ayuda y use su plan para días de enfermedad (página 162).

Evite el estrés de hipoglucemia (azúcar en la sangre bajo) comiendo las comidas y bocados a su hora; coma bocados cuando sea necesario antes, durante o después del ejercicio y use solamente la cantidad recetada de insulina o medicamento oral.

El EJERCICIO es uno de los mejores métodos para REDUCIR EL ESTRÉS. Éste relaja su cuerpo, aleja sus pensamientos del estrés, reduce el azúcar en la sangre al reducir las hormonas que causan el estrés, combate la depresión y provee una liberación de emociones reprimidas. La mayoría de los seguros médicos ofrecen ayudan con el estrés a través del Servicio de Salud del Comportamiento (llame al número de servicios para miembros). Busque en las bibliotecas, las iglesias y el Internet para obtener más recursos acerca del manejo del estrés. Vea el Capítulo 10 acerca del ejercicio.

Finalmente, si no le es posible reducir su estrés, usted puede hacer una diferencia en la manera que le afecta a su cuerpo utilizando las técnicas de relajación. Algunos ejemplos de estas técnicas son biorretroalimentación, imágenes dirigidas, meditación, autohipnosis y relación progresiva. Éstas requieren adiestramiento, así que pídale asistencia a su doctor o educador de diabetes. Para más información acerca de estas técnicas de relajación, vea *The Diabetic's Total Health Book*, por June Biermann y Barbara Toohey (vea la página 198).

RECUERDE: El estrés hace una diferencia no sólo en su nivel de azúcar en la sangre pero también en la manera que uno se siente acerca de uno mismo. ¡**Cuídese**!

Algunas fuentes adicionales de información sobre el estrés incluyen las siguientes

Stress without Distress, por Hans Seyle. New American Library, New York, 1975.

The Stress of Life, por Hans Seyle. McGraw, New York, 1970.

When I Say No, I Feel Guilty, por Manuel J. Smith, Ph.D. Bantam Books, New York, 1985.

Caring for the Diabetic Soul, American Diabetes Association, Alexandria, VA, 1997.

Diabetes Burnout: Preventing It, Surviving It, Finding Inner Peace, por William H. Polonsky, Ph.D., C.D.E., 1999.

101 Tips for Coping with Diabetes, por Richard Rubin, Ph.D., C.D.E.; Gary M. Arsham, M.D., Ph.D.; Catherine Feste, B.A.; David G. Marrero, Ph.D.; y Stefan H. Rubin.

CAPÍTULO 15

Emociones— Son Parte de Nosotros

Cada vez que usted sufre una pérdida (como lo es perder a un ser querido, un trabajo o un amigo) o le dicen que tiene una enfermedad, todo tipo de sentimientos o emociones se estimulan—negación, ira, miedo, culpa, depresión. Estas emociones son bastante normales, y todo el mundo las siente de vez en cuando. Es muy importante que usted las entienda, que sepa cuando las tiene y que se permita tenerlas.

Los siguientes son ejemplos:

NEGACIÓN—No puedo creer que esto me está pasando a mí. Si no pienso acerca de esto, se irá con el tiempo.

IRA—¿Por qué a mí? Esto no es justo.

MIEDO—¿Qué va a pasar conmigo ahora? Yo no seré capaz de ir a ningún sitio.

CULPA—Si no hubiese comido tanto azúcar, esto nunca me hubiera pasado. ¿Qué he hecho para merecer este castigo?

DEPRESIÓN—Yo me siento muy solo. Nadie entiende.

Una vez que comprenda estas emociones usted alcanzará un mejor entendimiento de su pérdida o enfermedad. Esto es conocido como aceptación. A usted puede que no le guste, quiera o esté alegre acerca de tener diabetes, pero a este punto habrá escogido hacer los cambios necesarios para su propia buena salud y bienestar.

ACEPTACIÓN—Yo tengo diabetes ahora así que voy a cambiar mis hábitos alimenticios, controlar mi azúcar en la sangre y perder el peso de más. Yo no soy aficionado de clavarme el dedo, pero si analizarme el azúcar en la sangre me ayuda a controlar mi diabetes, lo haré.

No hay un patrón específico o tiempo límite de cómo y cuándo estas emociones serán sentidas. Como personas sensitivas lo que sentimos cambia todo el tiempo.

Las emociones pueden ser útiles a medida que usted crece y trabaja hacia un buen control de su diabetes, pero cada una puede volverse un problema y trastornar no sólo su control del azúcar en la sangre pero su vida también. ¿Cómo saber si cualquiera de estas emociones le puede estar causando un problema?

Aquí hay algunas pistas:

- ¿Cuánto dura la emoción?

  No hay tiempo límite para una emoción, pero cualquier tiempo extremo no es saludable. Por un corto período de tiempo después que le han dicho que tiene diabetes, es normal el negarse o no querer pensar acerca del problema. Sin embargo, si esa negación es extendida por años, no le será posible controlar su azúcar en la sangre, lo cual puede ser peligroso para su salud.

- ¿Cuán fuerte siente las emociones?

  Las emociones son sentidas en varios grados. Un día puede que se sienta deprimido y llore acerca de tener que ponerse una inyección de insulina; el próximo día se pone la inyección sin pensarlo. Es cuando la depresión es muy fuerte que no tiene la energía para preocuparse por usted mismo o no puede ponerse la inyección de insulina que se vuelve enfermizo.

■ ¿Están sus emociones afectando su vida—las relaciones con los miembros de su familia, sus amigos, sus compañeros de trabajo, su trabajo o sus actividades?

Habrán ocasiones cuando sus sentimientos acerca de la diabetes afectarán estos aspectos de su vida, especialmente cuando su nivel de azúcar en la sangre está fuera de control o cuando recién lo han diagnosticado. Pero sea cauteloso— no use su diabetes como un chivo expiatorio. No todos los problemas en su vida serán relacionados con tener diabetes y algunos podrían haber existido antes de la diabetes.

RECUERDE: ¡Es normal el sentir estas emociones—sólo no deje que interfieran con el cuidado de USTED!

A medida que sienta estas emociones de negación, ira, miedo, culpa y depresión de vez en cuando, recuerde que son normales y saludables. Si usted o alguien especial para usted está luchando para superar cualquiera o todas de estas emociones, hay varias cosas que usted puede hacer para sobrellevarlas:

■ Tenga un buen entendimiento de cómo le hace sentir cada emoción.

■ Esté atento al momento en que usted y otros miembros de su familia, u otros seres queridos, comiencen a sentir estas emociones.

■ Utilice actividades como ejercicio, deportes y pasatiempos para comprender estas emociones.

■ Escoga una o dos personas (fuera de la familia) que están dispuestos a escuchar cuando usted necesita hablar o quejarse. Los miembros de su equipo para el cuidado de su salud normalmente están dispuestos a ayudar.

■ Busque ayuda emocional en su familia, amigos, clero y equipo de cuidado para su salud. Grupos de apoyo formados por otros experimentando estas emociones y cambios pueden ser de mucha ayuda.

■ Si las emociones son suficientemente serias para interferir con su salud y bienestar, busque ayuda profesional de un consejero, trabajador social o psicólogo.

Los siguientes libros son excelentes recursos para más información sobre emociones:

Caring for the Diabetic Soul. American Diabetes Association, Alexandria, VA, 1997.

Diabetes—Caring for Your Emotions as Well as Your Health, por Jerry Edelwich y Archie Brodsky. Addison-Wesley Publishing Co., Inc., Menlo Park, CA, 1986.

The Physician Within, por Catherine Feste. Henry Holt & Company, Inc., New York, 1995.

Psyching Out Your Diabetes, por June Biermann, Barbara Toohey y Richard Rubin, Ph.D. Lowell House, Los Angeles, 1992.

101 Tips for Coping with Diabetes, por Richard Rubin, Ph.D., C.D.E.; Gary M. Arsham, M.D., Ph.D.; Catherine Feste, B.A.; David G. Marrero, Ph.D.; y Stefan H. Rubin.

CAPÍTULO 16

Viajar con Diabetes

El tener diabetes no deberia limitar sus planes de viaje. Una planificación cuidadosa y unas pocas precauciones especiales pueden asegurarle un viaje agradable y libre de problemas. Los siguientes son algunos consejos útiles para ayudarlo en su planificación.

- Tenga un chequeo médico general antes de irse.
- Si necesita vacunas, arregle el tenerlas temprano en caso de reacciones o efectos secundarios.
- Lleve alguna forma de identificación de diabetes—una pulsera o collar—en su persona.
- Pídale a su doctor que le recete medicamentos para prevenir náuseas y diarreas.
- Lleve de 2–3 veces el medicamento y equipo que usted necesitará—insulina, medicamentos orales, jeringuillas, materiales para análisis de sangre y/o orina, etc. CARGUE estos artículos CON USTED, no en el equipaje que se puede perder o almacenar a temperaturas extremas.

- Lleve una nota de su doctor indicando que usted tiene diabetes, especialmente si utiliza insulina y necesita llevar las jeringuillas para insulina.

- Lleve todos sus medicamentos en envases de la farmacia. Éstos mostrarán el nombre del medicamento y que le pertenecen a usted. Si necesita llevar jeringuillas, lleve la etiqueta de la receta de la caja de jeringuillas.

- Las guías para viajar con insulina pueden cambiar en cualquier momento. Verifique con su línea aérea o con la Administración de Seguridad en el Transporte (TSA, por sus siglas en inglés). Llame al 1-866-289-9673 o vaya a www.tsa.gov/public.

- Si va viajar a un país extranjero, aprenda o tenga escrita frases útiles como "Soy diabético" y "Necesito un doctor".

- Para información en cuanto al cuidado de la diabetes o asociaciones para la diabetes en países extranjeros, escriba a

  The International Diabetes Federation
  Avenue Emile Demot 19
  1000 Brussels, Belgium
  www.idf.org/home/

- Si estará cruzando zonas de tiempo, planifique los ajustes al horario de insulina o medicamento con su doctor o educador de diabetes. También piense en el tipo de vacaciones que está planificando—excursión llevando mochila versus conducir, esquiar a campo travieso versus baños de sol. Verifique el Convertidor de Husos Horarios para información acerca de los husos horarios alrededor del mundo. www.timezoneconverter.com

- Cuando conduzca por períodos largos de tiempo, pare frecuentemente para estirar sus piernas y caminar.

- Lleve COMIDAS RÁPIDAS DE AZÚCAR todo el tiempo. También lleve un bocado que incluya una porción de los grupos de pan y carne como galletas y queso o sándwich de mantequilla de cacahuate.

- La línea aérea puede tener comidas especiales disponibles para diabéticos si usted llama al menos dos días antes de su vuelo.

- Donde sea que usted vaya, planifique el llegar en la tarde para que se pueda acomodar, dormir bien en la noche y empezar fresco en la mañana.

- Verifique los menús de los restaurantes antes de tiempo para que así conozca que ofrecen. También evite las horas de apuro en las comidas.

- Preste atención especial al cuidado de sus pies, especialmente si está haciendo turismo, haciendo caminatas a pie o esquiando.

- Si queda atrapado en una emergencia en el extranjero, llame a la embajada de su país.

RECUERDE: ¡El cuidado de su diabetes puede requerir tiempo adicional y planificación, pero no deje que lo detenga de ir a cualquier sitio o hacer cualquier cosa que usted desee!

RECURSOS DE INFORMACIÓN ADICIONAL ÚTILES

The Peripatetic Diabetic, por June Biermann y Barbara Toohey. J.P. Tarcher, Inc., Los Angeles, 1984.

The Diabetic's Book: All Your Questions Answered, por June Biermann y Barbara Toohey. Sherbourn Press, Inc., Los Angeles, 1990.

The Joslin Guide to Diabetes, por Richard S. Beaser, M.D., con Joan C. Hill, R.D., C.D.E. The Joslin Center, Boston, 1995.

Directory of English-speaking Physicians throughout the World. International Association for Medical Assistance to Travelers, 417 Center Street, Lewiston, NY 14092, www.iamat.org/, (716)754-4883. Se requiere una pequeña donación.

International SOS Assistance, Inc. 8 Neshaminy Interplex, #207, Trevose, PA 19053-6956, www.InternationalSOS.com, (800)523-8662.

Los servicios incluyen médicos que hablan inglés en países extranjeros, cuidado médico y cuidado de emergencia internacional. Se requiere una membresía y un honorario.

The Diabetes Traveler, P.O. Box 8223 RW, Stamford, CT 06905, (203)327-5832. www.sath.org

Esto es una carta impresa cuatro veces al año para ayudar a las personas con diabetes a planificar un viaje seguro. Hay un honorario anual. Cada número discute lugares específicos como en España, Hawaii, Vancouver o París; tipos de viajes como en tren, avión, vacaciones en condominio o en balnearios y otras sugerencias para viajar como nombres genéricos y en países extranjeros para medicamentos, maletas para viajar y llevar identificaciones médicas.

Centers for Disease Control and Prevention (Centro de Control y Prevención de Enfermedades): (800)311-3435. www.cdc.ogov/net-info.htm

Travel Assistance International (Asistencia Internacional para Viajar): (800)821-2828. www.travelassistance.com

Traveler's Emergency Network (Red de Emergencia para Viajeros): (800)275-4836. www.tenweb.com/

Health Information for International Travel, por el Centro de Control y Prevención de Enfermedades (CDC). Publicado cada 2 años por el CDC como una referencia para los proveedores de cuidado médico pero que puede ser útil para otros. Ordene de la Fundación Pública de Salud, (877)252-1200 o en http://bookstore.phf.org/cat24.htm

The Diabetes Travel Guide, por Davida Kruger, M.S.N., R.N., C.S., C.D.E.

CAPÍTULO 17

Complicaciones de la Diabetes

Los investigadores están de acuerdo que un nivel de azúcar en la sangre alto, por largos períodos de tiempo, daña ciertos tejidos del cuerpo, causando complicaciones de la diabetes en los ojos, riñones, nervios, corazón y vasos sanguíneos.

Las investigaciones han demostrado que un control estricto del azúcar en la sangre (dentro del rango normal la mayoría del tiempo y la Hemoglobina A1c por debajo de 7%—vea la página 28) puede retrasar el inicio y disminuye la severidad de los daños a los tejidos.

Todos los miembros de su equipo de diabetes—doctor, enfermera de la diabetes, dietista, especialista de ejercicios y farmacéutico—recomiendan un control estricto del azúcar en la sangre como su arma en contra del desarrollo de complicaciones. No puede haber garantías, sin embargo; cualquiera con diabetes puede desarrollar una o más complicaciones y usted debe familiarizarse con ellas.

ENFERMEDADES DEL CORAZÓN Y VASOS SANGUÍNEOS

Cuando usted tiene diabetes, usted está a mayor riesgo de enfermedades del corazón y de los vasos sanguíneos—lo cual puede conducir a un ataque del corazón, apoplejía y pérdida del suministro de sangre a las piernas y pies—especialmente si su azúcar en la sangre está fuera de control. La aterosclerosis (comúnmente llamada endurecimiento de las arterias) ocurre a temprana edad y progresa más rápidamente cuando el nivel de azúcar en la sangre está alto. Hay 4 tipos de colesterol que se miden en su sangre: el colesterol total, los triglicéridos, el colesterol HDL (bueno) y el colesterol LDL (malo). El historial familiar (genética) tiene mucho que ver con estas complicaciones. Hable con sus familiares para ver qué clase de problemas ellos han tenido. El control estricto del colesterol (vea la página 187, Conozca Sus Números) y del azúcar en la sangre es necesario para retrasar el comienzo y para disminuir la severidad de estos problemas.

NERVIOS

Neuropatía significa cambio en los nervios del cuerpo. Las personas que han tenido diabetes por largo tiempo y han tenido pobre control del azúcar en la sangre pueden sentir cambios como calen-

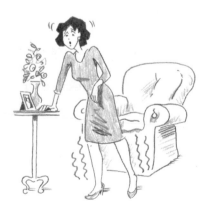

tura, hormigueo, adormecimiento, o pérdida de sensación en los pies, piernas, o manos; mareos, especialmente cuando se mueven de estar acostados a estar sentados o ponerse de pies; zambullidos o zumbidos en los oídos; incapacidad de digerir los alimentos correctamente; gas, diarrea o estreñimiento; impotencia en los hombres; disminución del despertar sexual o resequedad vaginal en las mujeres e incapaz de vaciar completamente la vejiga.

Se ha probado que el control estricto del azúcar en la sangre—mantener el azúcar en la sangre en el rango ideal la mayoría del tiempo y la hemoglobina A1c por debajo de 7%—previene o retrasa el comienzo de estos problemas.

LOS OJOS

La visión borrosa es muy común cuando su azúcar en la sangre está fuera de control—ya sea alto (hiperglucemia) o bajo (hipoglucemia). Se corregirá por sí misma cuando haya ganado nuevamente un buen control de su azúcar en la sangre.

Las cataratas y el glaucoma pueden ocurrir más frecuentemente en personas con diabetes.

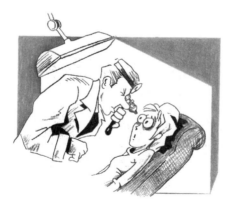

La retinopatía es la ruptura y el sangrado de vasos sanguíneos muy pequeños en la retina, la cual está localizada en la parte trasera del ojo. Si esto ocurre muy frecuentemente y no es tratado, puede causar pérdida de la visión y ceguera. En las etapas regulares, usted no lo siente o lo ve pasar, así que ¡EXAMENES REGULARES DE LA

VISTA (incluyendo "dilatación") SON NECESARIOS CADA AÑO! Se ha probado que un control estricto del azúcar en la sangre— mantener el azúcar en la sangre en el rango ideal la mayoría del tiempo y la hemoglobina A1c por debajo de 7%—previene o retrasa el comienzo de estas complicaciones. Cuanto más temprano sea diagnosticado este problema, más exitoso será el tratamiento.

Si usted tiene una pérdida de visión, usted podría hallar los siguientes recursos útiles:

The Braille Institute (El Instituto Braille)
741 N. Vermont Ave.
Los Angeles, CA 90029
Teléfono: (323) 663-1111
www.brailleinstitute.com

National Federation of the Blind (Federación Nacional para los Ciegos)
1800 Johnson St.
Baltimore, MD 21230
Teléfono: (410) 659-9314
www.nfb.org

Diabetes Action Network—división de la Federación de Ciegos
3305 Stonebrook Circle NW
Huntsville, AL 35810
Teléfono: (256) 852-4143
www.nfb.org/voice.htm
La membresía incluye el boletín "Voice of the Diabetic" (La Voz del Diabético)

LOS RIÑONES

Las infecciones renales y de la vejiga son más que un problema cuando los azúcares de la sangre están fuera de control.

Después de muchos años de tener diabetes, especialmente si sus azúcares en la sangre han estado fuera de control, los riñones pueden mostrar cambios en los tejidos, lo que puede conducir a daños a los riñones. La alta presión sanguínea también puede llevar a daños en los riñones. Nuevamente, se ha probado que el control estricto de la presión sanguínea y el azúcar en la sangre—azúcares en la sangre en el rango ideal la mayoría del tiempo y la hemoglobina A1c por debajo de 7% y la presión sanguínea por debajo de 130/80 mm HG—previenen o retrasan el comienzo de estos problemas.

Chequeos regulares con su doctor son importantes. Un análisis de orina para microalbúmina puede ser realizado para ver si algún daño a los tejidos está ocurriendo en los riñones. Si es así, a usted le darán un medicamento para ayudarlo a proteger sus riñones. Es importante el encontrar estos cambios temprano.

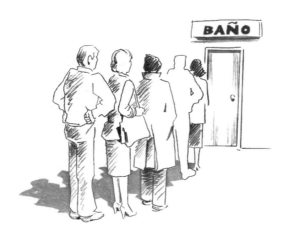

LOS DIENTES Y LAS ENCÍAS

Las personas con diabetes no tienen más caries, pero son más propensos a desarrollar la enfermedad periodontal, especialmente cuando los azúcares en la sangre han estado fuera de control por períodos largo de tiempo. La enfermedad periodontal afecta las encías y puede causar infección, como también el aflojamiento de los dientes. Vea a su dentista para limpiezas regulares y utilice buenos hábitos para la limpieza y cepillado de los dientes.

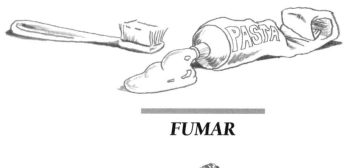

FUMAR

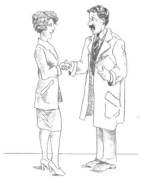

Si usted fuma, haga todo lo posible por parar. Ha sido probado que la nicotina en el tabaco daña las paredes de *todos* los vasos sanguíneos—los pequeños, como también los grandes. Este daño resulta en arterias reducidas o bloqueadas, reduciendo el flujo sanguíneo en todo el cuerpo. Por la reducción del flujo sanguíneo a los tejidos del cuerpo, usted aumentará sus oportunidades de tener una o más de estas complicaciones de la diabetes o empeorando cualquiera de esas que usted ya tiene.

RECUERDE: Un buen control de sus azúcares en la sangre le prevendrá, retrasará o disminuirá la severidad de las complicaciones de la diabetes.

Vea a su doctor regularmente y esté seguro de que usted tiene los siguientes análisis y chequeos:

- Hemoglobina A1c cada 3–6 meses
- Colesterol, Triglicéridos, HDL y LDL cada año (pregunte a su doctor si éstos no están normales)
- Presión sanguínea examinada en cada visita
- Orina para microalbúmina cada año
- Chequeo de los ojos (con dilatación) cada año
- Chequeo dental/limpieza dos veces al año
- Chequeo de los pies por lo menos cada año

CONOZCA SUS NÚMEROS: Pídale a su doctor los resultados de sus pruebas y compárelos con los rangos meta para ver cuán bien usted está.

- Hemoglobina A1c—Meta: debajo de 7% (preferible por debajo de 6.5%)
- Presión Sanguínea—Meta: debajo de 130/80 mmHg
- Colesterol—Meta: Colesterol total—menos de 200 mg/dl
  Trigliceridos—menos de 150 mg/dl
  HDL—más de 40 mg/dl en hombres
  más de 50 mg/dl en mujeres
  LDL—menos de 100 mg/dl
  (para algunas personas, menos de 70)

Lo más importante que usted puede hacer es cuidarse a si mismo—esto significa comer los alimentos correctos, tomar la cantidad correcta de medicamento, analizar su azúcar en la sangre y hacer ejercicio.

CAPÍTULO 18

La Investigación Sobre la Diabetes

La diabetes mellitus es una enfermedad que ha sido conocida por el ser humano desde hace 3,000–4,000 años. Después de todo este tiempo, la causa de la diabetes mellitus sigue siendo un misterio, y la medicina moderna no ha podido proveer una cura. Investigadores en todo el mundo están ocupados buscando la causa y cura para la diabetes, como también desarrollando equipo para ayudar a los diabéticos a mantener un mejor control de sus azúcares en la sangre.

Para la diabetes Tipo 1, la investigación se centra en

- Los transplantes de páncreas (completo, parcial y célula del islote)

- El desarrollo de un páncreas artificial implantable (similar a los marcapasos) que pueda medir el azúcar en la sangre y proveer insulina de acuerdo a las necesidades del cuerpo

- Mejorar en las bombas de insulina disponibles ahora (vea la página 141) para hacerlas más pequeñas, livianas y fáciles para operar

- Estudiar el sistema inmune del cuerpo humano (la habilidad del cuerpo para pelear contra el tejido extranjero, bacteria, viruses, etc.)

- Desarrollar una manera para prevenir el comienzo de la diabetes Tipo 1

- Desarrollar una bomba de insulina y sensor de glucosa (para medir el azúcar en la sangre) que puedan colocarse dentro del cuerpo

- Desarrollar medicamentos para prevenir que el cuerpo destruya las células del páncreas que producen la insulina

- Desarrollar otra manera para ponerse la insulina en vez de por inyección

Para la diabetes Tipo 2, la investigación se centra en alrededor de

- Las causas de la obesidad

- Maneras seguras y efectivas para la reducción de peso— programas que incluyen modificaciones de comportamiento y grupos de apoyo como Weight Watchers y Over-Eaters Anonymous (comedores compulsivos anónimos)

- Maneras seguras y efectivas para controlar el apetito

- Desarrollar más medicamentos orales efectivos

- El por qué ciertos grupos de personas (Amerindios, Asiático-Americanos, Afro-Americanos y Hispano-Americanos) tienden a padecer más de diabetes Tipo 2

- Maneras para hacer las células de grasa y músculos más sensibles a la insulina

Tanto para la diabetes Tipo compara la de Tipo 2, la investigación está enfocada en

- Estudiar el funcionamiento y mal funcionamiento del glucagón (otra hormona producida por el páncreas) que trabaja al contrario de la insulina

- Los efectos y beneficios del ejercicio

- La composición, combinación, desglose y absorción de varios alimentos y sus efectos en el azúcar en la sangre

- El estrés—sus efectos en el cuerpo y maneras para reducirlo utilizando modificaciones a la conducta y técnicas de relajación

- Encontrar maneras para hacer el embarazo seguro tanto para la madre como para el bebé

- Entender la causa de las complicaciones de la diabetes y mejores maneras para tratarlas

- Desarrollar otras maneras para dar insulina—oralmente, nasalmente y en gotas para los ojos

- Desarrollar maneras más fáciles para revisar el azúcar en la sangre

La investigación está cambiando muy rápidamente el cuidado y el manejo tanto de la diabetes Tipo 1 como de Tipo. La mejor manera de mantenerse al tanto con los nuevos cambios es leyendo *Diabetes Forecast*, *Diabetes Self-Management* y *Diabetes Health*. Vea la página 194 para información sobre estas revistas.

CAPÍTULO 19

Organizaciones y Recursos

Su capítulo local de la Asociación Americana de Diabetes (American Diabetes Association) participa activamente en muchos programas diferentes. Ésta fomenta la educación pública, ayuda a proveer subvenciones para investigar y patrocinar programas de educación a pacientes externos.

Si usted desea información adicional acerca de la diabetes, usted está bienvenido a contactar cualquiera de las oficinas de la Asociación Americana de la Diabetes. Llame o escriba a la oficina más cercana para usted:

Asociación Americana de la Diabetes
1701 N. Beauregard St.
Alexandria, VA 22311
(800)342-2383
www.diabetes.org

http://store.diabetes.org es el sitio web de la librería de la Asociación Americana de la Diabetes, o llame para su catálogo de libros.

Otras organizaciones útiles:

Juvenile Diabetes Research Foundation International
(Fundación Internacional para la Diabetes Juvenil)
120 Wall Street, 19th Floor
New York, NY 10005-4001
(800)JDF-CURE (533-2873)
www.jdrf.org

Usted también podrá mantenerse al día de todas las nuevas ideas y productos, como también actualizar su conocimiento al presente de la diabetes leyendo cualquiera de las siguientes revistas:

Diabetes Forecast Magazine
American Diabetes Association, Inc.
1701 N. Beauregard St.
Alexandria, VA 22311
(800)806-7801
Ésta obra también está disponible en español.

Diabetes Self-Management
P.O. Box 52890
Boulder, CO 80322-2890
(800)234-0943
www.diabetesselfmanagement.com

Diabetes Health
6 School St. #160
Fairfax, CA 94930
(800)234-1218 ó (800)488-8468
www.diabeteshealth.com

DIRECCIONES DE PÁGINAS WEB

American Diabetes Association (Asociación Americana de la Diabetes): http://www.diabetes.org/

Canadian Diabetes Association (Asociación Canadiense de la Diabetes): http://www.diabetes.ca/

American Association of Diabetes Educators (Asociación Americana de los Educadores de la Diabetes): http://www.aadenet.org/

Diabetes Exercise and Sports Association (Asociación de Ejercicio y Deportes para Personas con Diabetes): http://www.diabetes-exercise.org

International Diabetes Federation (Federación Internacional de Diabetes): http://www.idf.org/

Juvenile Diabetes Research Foundation International (Fundación Internacional para la Diabetes Juvenil): http:jdrf.org

Children with Diabetes (Niños con diabetes): http://castleweb.com/diabetes/

Diabetes.com: http://www.diabetes.com

Diabetes Mall en Diabetes Net: http://www.diabetesnet.com

Eli Lilly's Managing Your Diabetes Patient Education Program (Programa de educación para el manejo de la diabetes de Eli Lilly): http.//www.lilly.com/diabetes/

Diabetes Self-Management (Auto-manejo de la diabetes): http://www.diabetes-self-mgmt.com

The American Dietetic Association (Asociación Dietética Americana): http://eatright.org/index.html

WebMD—información médica y servicios de calidad: http://www.webmd.com

About Health and Fitness (Acerca de Salud y Aptitud): http://www.diabetes-about.com

Diabetes Watch (Vigilancia de Diabetes):
http://www.mydiabeteswatch.com

Food and Nutrition Information Center (Centro de
Información de Alimentos y Nutrición):
http://www.nalusda.gov/fnic/

CDC Diabetes Home Page:
http://www.cdc.gov/needphp/ddt/ddthome.htm

Joslin Diabetes Center (Centro Joslin para Diabetes):
http://www.joslin.harvard.edu/

The American Diabetes Association (Asociación Americana
de la Diabetes): http://store.diabetes.org

The Diabetes Monitor (El monitor de la diabetes)
http://www.diabetesmonitor.com

LIBROS DE REFERENCIA

Investigue en su librería local—si no puede encontrar los tí-
tulos mencionados a través de este libro, los siguientes son centros de recursos donde puede comprarlos.

The Joslin Diabetes Center
One Joslin Place
Boston, MA 02215
(800) 567-5461 ó
(617) 732-2400
www.joslin.org/
Llame para obtener su catálogo.

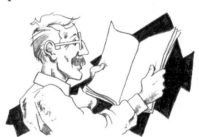

The Diabetes Mall
1030 West Upas Street
San Diego, CA 92103
(800) 988-4772 ó (619) 497-0900 teléfono o fax
diabetesnet.com

Librería de la Asociación Americana de la Diabetes
store.diabetes.org o (800) 342-2383

TELEVISIÓN

dLife TV es un programa de televisión acerca de todos los aspectos de la diabetes. Sintonícelo en:

Domingos, CNBC 7 p.m. ET
            DirectTV 251 7:30 P.M. ET

Sábados, DishNetwork 9407 11:30 A.M. ET

También está disponible en el Internet: www.dlife.com

LIBROS

Diabetes—Caring for Your Emotions as Well as Your Health, por Jerry Edelwich y Archie Brodsky. Addison-Wesley. Menlo Park, CA, 1986.

Diabetes in the Family, American Diabetes Association, Inc. y Robert J. Brady Co., Prentice-Hall Publishing and Communications Co., Bowie, MD, 1987.

The Diabetes Sourcebook, por Diana Guthrie, R.N., Ph.D. y Richard Guthrie, M.D. Lowell House, Los Angeles, 2004.

The Diabetes Sport and Exercise Book, por Claudia Graham, C.D.E., Ph.D., M.P.H., June Biermann y Barbara Toohey. Lowell House, Los Angeles, 1995.

The Diabetic Man, por Peter Lodewick, M.D., June Biermann y Barbara Toohey. Lowell House, Los Angeles, 1999.

The Diabetic Woman, por Lois Jovanovic-Peterson, M.D., June Biermann y Barbara Toohey. J.P. Tarcher, Inc., Los Angeles, 2000.

The Diabetic's Book: All Your Questions Answered, por June Biermann y Barbara Toohey. Sherbourn Press, Inc., Los Angeles, 1998.

The Diabetic's Total Health Book, por June Biermann y Barbara Toohey. J.P. Tarcher, Penguin, Los Angeles, 2003.

The Fitness Book for People with Diabetes, por W. Guyton Hornsby, Jr., Ph.D., C.D.E. Susan H. Lau, publisher. American Diabetes Association, Alexandria, VA, 1994.

The Joslin Guide to Diabetes, por Richard S. Beaser, M.D., con Joan V.C. Hill, R.N., C.D.E. Simon & Schuster, New York, 1995.

The Peripatetic Diabetic, por June Biermann y Barbara Toohey. J.P. Tarcher, Inc., Los Angeles, 1984.

The Physician Within—Taking Care of Your Well-Being, por Catherine Feste. Henry Holt and Company, Inc., New York, 1995.

Psyching Out Diabetes, por June Biermann, Barbara Toohey y Richard R. Rubin, Ph.D. Lowell House, Los Angeles, 1999.

Type II Diabetes and What to Do, por Virginia Valentine, R.N., M.S., C.D.E., June Biermann y Barbara Toohey. Lowell House, Los Angeles, 1998.

Women and Diabetes, por Laurinda M. Poirier, R.N., M.P.H., C.D.E. y Katharine M. Cohen, M.P.H. Bantam Books, New York, 1998.

Caring for Young Children Living with Diabetes: A Manual for Parents, por Margaret T. Lawlor, M.S., C.D.E., Lori M. Laffel, M.D., M.P.H., Barbara Anderson, Ph.D. y Anna Bertorelli, R.D., M.B.A., C.D.E. The Joslin Diabetes Center, Boston, 1996.

Everyone Likes to Eat, por Hugo J. Hollerorth, Ed.D. y Debra Kaplan, R.D., M.S. Chronimed Publishing, Minneapolis, 1993.

A Guide for Parents of Children and Youth with Diabetes, The Joslin Diabetes Center, Boston, 1994.

In Control, A Guide for Teens with Diabetes, por Jean Betschart, M.S.N., R.N., C.D.E. y Susan Thom, R.D., L.D., C.D.E. John Wiley & Sons, New York, 1995.

It's Time to Learn about Diabetes (A Workbook for Children), para niños de 8–10 años, por Jean Betschart, M.S.N., R.N., C.D.E. John Wiley & Sons, New York, 1995. También disponible en videocasete a través de The Joslin Center.

A Magic Ride in Foozbah-Land, para niños 3–7 años, por Jean Betschart, M.S.N., R.N., C.D.E. Chronimed Publishing, Minneapolis, 1995.

Managing Your Child's Diabetes, por Robert Wood Johnson IV, Sale Johnson, Casey Johnson y Susan Kleinman. Master Media Ltd., New York, 1996.

Parenting a Diabetic Child, por Gloria Loring. Lowell House, Los Angeles, 1991.

Raising a Child with Diabetes: A Guide for Parents, por Linda M. Siminerio y Jean Betschart, M.S.N., R.N., C.D.E. American Diabetes Association, Alexandria, VA, 1995.

Sweet Kids, 2da edición, por Betty Brackenridge, M.S., R.D., C.D.E. y Richard R. Rubin, Ph.D., C.D.E. American Diabetes Association, Alexandria, VA, 2002.

When You're a Parent with Diabetes, por Kathryn Gregorio Palmer. Healthy Living Books. Hatherleigh Press, New York, 2006

The Power to Be Well, por Catherine Feste. Humedico, Inc., 2006.

Muchos de estos libros son actualizados con regularidad. Pregunte por la edición más nueva.

Respuestas a la Prueba de Hiperglucemia e Hipoglucemia

(página 24)

1. a. hiper
   b. hipo
   c. ambas
   ch. hiper
   d. hiper
   e. hiper
   f. hiper
   g. hipo

   h. hiper
   i. hiper
   j. hipor
   k. hipo
   l. ambas (más a menudo hiper)
   ll. hipo

2. a
   (b)
   (c)
   ch
   (d)
   (e)

Formularios para Planificar Comidas

En las siguientes páginas usted encontrará Formularios para Planificar Comidas en blanco. Haga tantas copias de éstos como desee. Úselos para planificar sus comidas. Llévelos con usted cuando vea a su dietista o educador de diabetes.

Plan de Comida Personalizado

Número de Calorías _____
Carbohidratos:_____ gramos Proteínas:_____ gramos
Grasa: _____ gramos

Hora del Desayuno: _____

_____ Opciones de Carbohidratos
_____ almidón
_____ fruta
_____ leche
_____ Opciones de Carne
_____ Opciones de Grasa

Hora para el Bocado de la Mañana: _____
_____

Hora de Almuerzo: _____

_____ Opciones de Carbohidratos
_____ almidón
_____ fruta
_____ leche
_____ Vegetales
_____ Opciones de Carne
_____ Opciones de Grasa

Hora para el Bocado de la Tarde: _____
_____

Hora de la Cena: _____

_____ Opciones de Carbohidratos
_____ almidón
_____ fruta
_____ leche
_____ Vegetales
_____ Opciones de Carne
_____ Opciones de Grasa

Hora para el Bocado de la Noche: _____
_____

Plan de Comida Personalizado

Número de Calorías _____
Carbohidratos:_____ gramos Proteínas:_____ gramos
Grasa: _____ gramos

Hora del Desayuno: _____

_____ Opciones de Carbohidratos
_____ almidón
_____ fruta
_____ leche
_____ Opciones de Carne
_____ Opciones de Grasa

Hora para el Bocado de la Mañana: _____
_____

Hora de Almuerzo: _____

_____ Opciones de Carbohidratos
_____ almidón
_____ fruta
_____ leche
_____ Vegetales
_____ Opciones de Carne
_____ Opciones de Grasa

Hora para el Bocado de la Tarde: _____
_____

Hora de la Cena: _____

_____ Opciones de Carbohidratos
_____ almidón
_____ fruta
_____ leche
_____ Vegetales
_____ Opciones de Carne
_____ Opciones de Grasa

Hora para el Bocado de la Noche: _____
_____

Plan de Comida Personalizado

Número de Calorías _____

Carbohidratos:_____ gramos Proteínas:_____ gramos

Grasa: _____ gramos

Hora del Desayuno: _____

_____ Opciones de Carbohidratos
_____ almidón
_____ fruta
_____ leche
_____ Opciones de Carne
_____ Opciones de Grasa

Hora para el Bocado de la Mañana: _____

_____

Hora de Almuerzo: _____

_____ Opciones de Carbohidratos
_____ almidón
_____ fruta
_____ leche
_____ Vegetales
_____ Opciones de Carne
_____ Opciones de Grasa

Hora para el Bocado de la Tarde: _____

_____

Hora de la Cena: _____

_____ Opciones de Carbohidratos
_____ almidón
_____ fruta
_____ leche
_____ Vegetales
_____ Opciones de Carne
_____ Opciones de Grasa

Hora para el Bocado de la Noche: _____

_____

APÉNDICE C

Bibliografía

American Diabetes Association, *The Diabetes Food & Nutrition Bible*, American Diabetes Association, Alexandria, VA, 2003.

American Diabetes Association, *Footcare for the Diabetic*, folleto de la Asociación.

American Diabetes Association, *Complete Guide to Diabetes*, American Diabetes Association, Alexandria, VA, 2005.

American Diabetes Association, "Nutrition Recommendations and Principles for People with Diabetes Mellitus." *Diabetes Care* 21, suppl. 1, 1998.

American Diabetes Association/American Dietetic Association, *Exchange Lists for Meal Planning*. American Diabetes Association/ American Dietetic Association, 2003.

Biermann, June y Barbara Toohey, *The Peripatetic Diabetic*. J.P. Tarcher, Los Angeles, 1984.

Biermann, June, Barbara Toohey y Claudia Graham, DCE, Ph.D., MPH, *The Diabetic's Sport and Exercise Book*. Lowell House, Los Angeles, 1995.

Binney, Ruth, ed., *The Complete Manual of Fitness and Well-Being*. Viking Penguin, New York, 1984.

Chaney, Patricia S., ed., *Managing Diabetics Properly*. Nursing 77 Skillbook Series, Intermed Communications, Horsham, PA, 1977.

Cooper, Kenneth, M.D., M.P.H., *Aerobics Program for Total Well-Being: Exercise, Diet, Emotional Balance.* M. Evans, New York, 1982.

Cooper, Kenneth, M.D., M.P.H., *The Aerobics Way.* Bantam Books, New York, 1977.

Davidson, Mayer B., *Diabetes Mellitus: Diagnosis and Treatment,* 4ta edición. W.B. Saunders, Philadelphia, 1998.

Edelwich, Jerry y Archie Brodsky, *Diabetes: Caring for Your Emotions as Well as Your Health.* Addison-Wesley, Menlo Park, CA, 1986.

Franz, M. J., et al., "Nutrition Principles for the Management of Diabetes and Related Complications." *Diabetes Care,* mayo 1994.

Gilmore, C. P., *Exercise for Fitness.* Time Life Books, Alexandria, VA, 1981.

Guthrie, Diane, RN, Ph.D. y Richard A. Guthrie, M.D., *The Diabetes Sourcebook.* Lowell House, Los Angeles, 1997.

Guyton, Arthur, C., M.D., *Function of the Human Body.* W.B. Saunders, Philadelphia, 1985.

Hodge, Robert H., Jr., M.D., et al., "Multiple Use of Disposable Insulin Syringe-Needle Units." *JAMA,* 244, no. 3, 1980.

Holler, H. J. y J. G. Pastors, eds., *Meal Planning Approaches for Diabetes Management.* American Dietetic Association, Chicago, 1994.

Holzmeister, Lea Ann, R.D., C.D.E., *The Diabetic Carbohydrate and Fat Gram Guide,* The American Diabetes Association, Alexandria, VA, 2005.

Jornsay, Donna L., R.N., BSN, CPNP, CDE y Daniel L. Lorber, M.D., "Diabetes and the Traveler." *Clinical Diabetes,* 6, no. 3, mayo/junio 1988, pp.52–55.

Kübler-Ross, Elizabeth, M.D., *On Death and Dying.* Macmillan, New York, 1969.

Lasker, Roz D., M.D., "The Effect of Intensive Treatment of Diabetes on the Development and Progression of Long-Term Complications in Insulin-Dependent Diabetes Mellitus." *New England Journal of Medicine,* 14, no. 329, sept. 30 1993, pp. 977–1039.

Leontos, Carolyn, M.S., R.D., C.D.E., Geil, Pattie, M.S., R.D., F.A.D.A., C.D.E., *Individualized Approaches to Diabetes Nutrition Therapy,* American Diabetes Association, Alexandria, VA, 2005.

Middleton, Katherine y May Abbott Hess, *The Art of Cooking for the Diabetic,* 3ra edición. Contemporary Books, Chicago, 1997.

Peragallo-Dittko, Virginia, RN, MA, CDE, ed., *A Core Curriculum for Diabetes Education,* 3ra edición. Publicado por American Association of Diabetes Educators, Chicago, 1998.

Rafkin-Mervis, Lisa E., M.S., R.D., "Carbohydrate Counting." *Diabetes Forecast,* feb. 1995, pp. 30–37.

Sutherland, David, M.D., PhD., et al., "Pancreas Transplantation—A Historical Overview and Its Current Status." *The Diabetes Educator,* 1, primavera 1982, pp.11–13.

"Syringe Reuse." *Diabetes Care,* 8, no. 1, enero-feb. 1985, pp. 97–99.

Torregiani, Seth, "Untangling the Net." *Diabetes Self-Management,* julio-agosto 1997, pp. 22–28.

"The United Kingdom Prospective Diabetes Study (UKPDS) for Type 2 Diabetes." *Lancet,* 352, 1998, pp. 837–852.

Vessby, B., "Dietary Carbohydrates and Diabetes." *American Journal of Clinical Nutrition,* marzo 1994.

Warshaw, Hope, R.D., C.D.E., *Diabetes Meal Planning Made Easy,* 2da edición, American Diabetes Association, Alexandria, VA, 2005.

"Standards of Care–Position Statement." *Diabetes Care,* volumen 26, suplemento 1, enero 2003, página 538.

"Clinical Practice Recomendations." *Diabetes Care,* volumen 29, suplemento 1, 2006.

ÍNDICE